中等职业教育规划教材

供护理、涉外护理、助产、口腔修复工艺、医学影像技术等专业使用

医用化学基础

主　编　刘　珉

副主编　宋守正　罗心贤

编　委　（按姓氏汉语拼音排序）

李　颖　（鞍山师范学院附属卫生学校）

刘　珉　（鞍山师范学院附属卫生学校）

罗海洋　（巴州卫生学校）

罗心贤　（玉林市卫生学校）

宋守正　（青岛第二卫生学校）

杨　华　（毕节医学高等专科学校）

宗桂玲　（朝阳市卫生学校）

U0232458

科学出版社

北　京

内 容 简 介

本教材根据教育部颁布的新一轮教学计划和教学大纲的指导思想编写。编写中主要强调适用卫生职业教育、教学的发展趋势,体现"以就业为导向、以能力为本位、以发展技能为核心"的职业教育培养理论。理论知识强调必须够用,强化技能培养,突出实用性,真正体现以学生为中心的教材编写理念,在每一章中都设有知识回顾、自测题、知识拓展。每章后面都有与章节有关的阅读材料,起到对正文知识的补充。

本教材主要供初中起点的三年制护理专业、涉外护理专业、助产专业、口腔修复工艺专业和医学影像技术专业的学生使用,也可供初中毕业起点相关专业的中职或五年制高职学生选用。

图书在版编目(CIP)数据

医用化学基础 / 刘珉主编 . —北京:科学出版社,2015. 12
中等职业教育规划教材
ISBN 978-7-03-046584-9

Ⅰ. 医…　Ⅱ. 刘…　Ⅲ. 医用化学-中等专业学校-教材　Ⅳ. R313

中国版本图书馆 CIP 数据核字(2015)第 288524 号

责任编辑:张映桥　张　茵 / 责任校对:胡小洁
责任印制:徐晓晨 / 封面设计:金舵手世纪

科 学 出 版 社 出版
北京东黄城根北街 16 号
邮政编码:100717
http://www.sciencep.com

北京建宏印刷有限公司 印刷

科学出版社发行　各地新华书店经销
*
2015 年 12 月第　一　版　开本:787×1092　1/16
2021 年 8 月第五次印刷　印张:8　插页:2
字数:180 000
定价:44.80 元
(如有印装质量问题,我社负责调换)

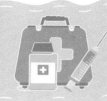

前　言

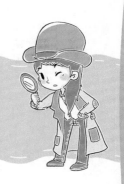

　　本教材是中等职业教育规划教材,是根据教育部颁布的新一轮教学计划和教学大纲的指导思想编写的。主要供初中起点的三年制护理专业、涉外护理专业、助产专业、口腔修复工艺专业和医学影像技术等专业的学生使用,也可供初中毕业起点相关专业的中职或五年制高职的学生选用。

　　本教材强调适应卫生职业教育、教学的发展趋势,体现"以就业为导向、以能力为本位、以发展技能为核心"的职业教育培养理念。理论知识强调必须够用,强化技能培养,突出实用性,真正体现以学生为中心的教材编写理念,除绪论外,在每章中都设有知识回顾、自测题、知识拓展。每章后面都有与章节有关的阅读材料,起到对正文知识的补充作用。本教材充分体现了化学课程的特点,注重实践性,着重于学生应用化学能力的培养,强调化学为医学课程服务的理念。

　　在教材编写过程中,考虑初中毕业学生的年龄特点,力争在风格上有所突破,有所创新。以"需用为准",降低教材的难度,克服了理论偏深、偏难;以"够用为度",淡化了烦琐的推导、分析和解释,深入浅出地编写章节内容;以"实用为先",增加与医学相关联的知识,为后续医学课程的学习打下良好的基础。每章后面的自测题是对教学内容的检验和复习,起到巩固和加深理解的作用。

　　本教材按照72学时编写,由于各专业教学时数和教学内容的差异,可以按照学校学生的特点适当删减,实行分层次教学。本教材提供教学时间的分配,供教师在使用时参考,教材内容包括无机化学、有机化学、化学实验、附录和教学大纲五部分,理论内容共十二章,前四章是无机化学,后八章是有机化学,同时包括七个实验,并将元素周期表和化学用表列在附录中供学生和教师参考。

　　本教材的编写采用主编负责制,各位编者按照分工编写各个章节,共同审定稿件的程序。本教材在编写过程中得到了科学出版社与各位编者所在单位的大力支持,在此表示衷心感谢! 同时对本教材所引用参考文献的作者表示感谢!

　　鉴于编者水平有限及时间仓促,教材中难免会有疏漏和不妥之处,恳切希望专家、同行以及使用本教材的师生提出宝贵意见,以便进一步修改订正,以臻完善。

刘　珉

2015 年 1 月

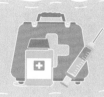
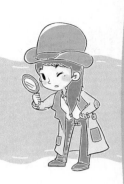

目　　录

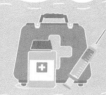
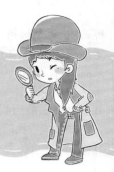

第1章
绪　论

在初中阶段，我们已学习了化学的一些基础知识和基本技能，认识了化学是以实验为基础，研究的对象是实物，是在原子、分子层次上研究物质的组成、结构、性质、变化及应用的一门自然科学。作为中等卫生职业学校的学生，仅具备原有的化学知识是远远不够的，还要具备与医学相关的化学知识。医用化学基础学习的主要内容是常见元素的结构和性质、溶液的浓度及性质、与医学密切相关的有机化学知识、物质性质实验及操作技能。这些知识贴近医学实际工作，能更好地服务于临床。

第 1 节　化学的发展历史

追溯化学的发展历史，人类从学会使用火就开始了最早的化学实践活动。从远古到公元前 1500 年的化学萌芽时期，人类学会用火由黏土烧制出陶器、由矿石烧出金属；学会用谷物酿造出酒、给丝麻等织物染上颜色。

从公元前 1500 年到公元 1650 年，这一时期称为炼丹和医药化学时期。化学的起源与医学有不解之缘。炼丹术士和炼金术士们，在皇宫、在教堂、在自己的家里，为求得使人长生不老的仙丹，为求得象征荣华富贵的黄金，开始了最早的化学实验。炼丹术、炼金术几经盛衰，都以失败而告终。后人看到他们荒唐一面的同时，也从中总结出应用于医药和冶金的一些化学方法，为化学成为一门科学准备了丰富的素材。在欧洲文艺复兴时期，出版了一些有关化学的书籍，第一次有了"化学"这个名词。英语的"chemistry"起源于"alchemy"，即炼金术。"Chemist"至今还保留着两个相关的含义：化学家和药剂师。这些可以证明化学起源于炼金术和制药业。在我国，古代的炼丹术士和巫医就是化学和医学的共同祖先。我国是世界上文明发展较早的国家之一，勤劳勇敢的中华民族在这一时期创造过光辉灿烂的古代科学文化，为人类作出过巨大贡献。11000 年前我们的祖先已会制作和使用陶器，3000 多年前的商朝已有高度精美的青铜器，人们学会了造纸，掌握了各种冶炼技术，发明了火药，懂得了染色、酿酒、制药和制糖等。

从 1650 年到 1775 年是近代化学的孕育时期，也称为燃素化学时期。人们总结感性知识，进行化学变化的理论研究，使化学成为自然科学的一个分支。在燃素说流行的 100 多年间，化学家发现了多种气体，提出了化学反应中物质守恒等观点，奠定了近代化学思维的基础。从 1775 年到 1900 年是近代化学的发展时期，1775 年前后，拉瓦锡用定量化学实验阐述了燃烧的氧化学说，开创了定量化学时期。在这一时期，英国化学家道尔顿提出近代原子学说，意大利科学家阿伏伽德罗提出分子概念，俄国化学家门捷列夫发现元素周期律，德国化学家李比希等发展了有机结构理论。在这一时期，出现了有机化学、无机化学、物理化学、分析化学的分支。

从 20 世纪初开始，在物理学一系列新发现的推动下，化学学科得到了迅速发展。例如，电子的发现和量子论的引入为结构化学提供了新的思维方法。X 射线晶体衍射技术应用于分析晶体及复杂生物分子的结构，可获得详细的分子结构信息。质谱、红外光谱、紫外光谱和核磁共振波谱的应用对有机化合物分子结构的测定提供了有力的手段。各种分析仪器的发展，特别是计算机技术的引入，使人类对物质进行定性定量分析的手段从烦琐到简便、快速，分析结果更准确，反映出分析技术的现代化水平。合成各种物质也是化学研究的目的之一，如人造水晶、金刚石、超导材料及纳米材料等各种超纯物质、新型材料和特殊化合物的合成。化学学科向其他学科渗透交叉,如向生物学渗透形成生物化学。胰岛素、活性蛋白质、血红素和核酸的合成,为人类进行生命物质的合成和探索生命科学提供了发展方向。1965 年,我国科学工作者率先合成了具有生物活性的蛋白质结晶牛胰岛素,1971 年,完成了猪胰岛素晶体结构的测定,1981 年,人工合成酵母丙氨酸转移核糖核酸。这些都意味着人类在揭开生命奥秘的历程中向前迈进了一大步。

2000 年,我国科学家加入了国际人类基因组计划,为在 21 世纪完全能将 10 万条基因分离,搞清其结构与功能,为人类彻底认识生命本质、开展基因治疗、攻克癌症作出应有的贡献。

第 2 节　化学与医学的关系

化学是医学的基础,医学也推动了化学的发展。

2006 年诺贝尔化学奖获得者,美国科学家科恩伯格这样评价医学和化学的关系,"把生命理解为化学"。医学研究的主要对象是人体,组成人体的各种物质是化学的研究对象。人体的各种组织是由蛋白质、脂肪、糖类、无机盐和水等物质组成,人体的主要元素有 C、H、O、N、P、S、Cl、K、Ca、Na、Mg,微量元素主要有 Fe、Mn、Cu、Zn、Mo、B 等。人体的生命过程包括生理现象和病理现象都是体内化学变化的反映。人体是一个复杂的反应系统,反应每时每刻都在进行着。人体的基本营养物质糖类、蛋白质、脂肪、无机盐等的转化和吸收,人体的新陈代谢无不遵循化学原理。例如,我们吃的各种主食,其主要成分是淀粉,其被淀粉酶催化水解为麦芽糖,麦芽糖再分解为葡萄糖,葡萄糖再在体内发生氧化反应来供给人体活动所需的能量。

医学的检验和诊断与化学有着紧密的联系。临床上应用化学的方法诊断和治疗疾病,如医院的检验人员对患者血液、尿液及粪便的检测,医学影像人员对 X 射线、CT、核磁共振底片的处理。

临床上应用的各种药物都是用化学方法提炼、合成的。16 世纪在欧洲,化学家就提出要为治病而制造药物;1800 年,英国化学家 Davy 发现 N_2O 有麻醉作用,他认为也许可用于外科手术,不久,美国医生 Wells 就用于拔牙。新药的研制和开发、与健康有关的环境问题、预防医学和卫生监测、诊断学和治疗学、药理和药剂学、中草药有效成分的提取、鉴定和老药新用的研制,无一不涉及丰富的化学知识。

医学科学日新月异,人造器官、血管、皮肤、代血浆等用于临床,放射性核素疗法被广泛应用,分子生物学、分子生理学、分子遗传学不断取得新进展,这些使化学与医学的关系更加密切。哪种物质可以有效地杀死癌细胞?怎样从燃料中获取最大的能量并减小有害的辐射,减小温室效应?如何保护我们的生存环境少受污染?如何降低不良反应(如金属腐蚀)并提高有利反应(如合成氨、农作物生长)的速率?化学研究几乎涉及我们生活中的每个方面,如食品、健康、环境。在化学与医学相互渗透融合、多学科交叉发展的 21 世纪,要想成为一名具有一定科学素养和综合职业能力的医药卫生专业人才,就必须要学好医用化学。

第 3 节　学习医用化学的方法

要想学好医用化学基础这门课程,首先要有想学好这门课的主观能动性,并培养学习兴趣。化学是一门实用的和具有创造性的科学,是实现工业、农业、国防及科学技术现代化的关键。建设环境友好型社会、改善人民生活、保障食品安全、应对各种疾病都离不开化学。从化学的发展历史中、从化学与医学的关系中,我们能认识到医学专业的学生学习化学的必要性和重要性。要学会欣赏化学,化学世界是千姿百态、引人入胜的世界,化学实验的变化美、化学理论的和谐美、化学语言的简洁美、分子模型的直观形象美,会让我们感受到化学不仅是一门科学、一门文化,更是一门艺术。

化学是一门实验科学,通过化学实验现象,可以验证肉眼看不见的原子、离子和分子等微观粒子的存在,获知物质的性质,加深对所学知识的理解,并将所学的化学知识应用到临床实践。例如,实验中发现重金属离子能沉淀蛋白质,所以重金属盐中毒时,给患者口服乳品或鸡蛋清后呕吐,可以减少重金属盐与人体蛋白质的结合,起到减轻中毒深度的作用。所以化学实验也是我们学好医用化学基础的重要组成部分。要重视化学实验操作和实验现象、结果的分析,努力培养自己的动手能力和观察、记录、分析、解决问题的能力。

　　在学习化学的过程中,还要做到课前预习,课堂上认真听讲和做好笔记,课后复习。课前预习是发现问题的过程;课堂上紧跟教师思路听课,带着问题听课,能从教师的讲解中听出每个问题的提出、解决的方法和得到的结论;课后复习是在理解的基础上加深记忆,并进行归纳和总结。要认真做好课后练习,达到巩固提高的目的。

（宗桂玲）

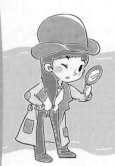
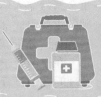

第2章
溶 液

日常生活和医疗卫生中经常接触到溶液,许多化学反应都是在溶液中进行的。人体内很多物质以溶液的形式存在。例如,人体内的血液、淋巴液、唾液等各种组织液都是溶液。食物和药物必须先变成溶液才利于吸收,临床上许多药物必须配成一定浓度的溶液才能使用。溶液在医学上有着极其重要的意义。本章主要介绍物质的量及溶液的相关知识。

第1节 物 质 的 量

知识回顾

1. 分子、原子、离子都是构成物质的微粒。原子是化学变化中的最小微粒;分子是保持物质化学性质的最小粒子;离子是带有电荷的原子或原子团。分子、原子、离子的质量及体积都很小,它们之间有间隙,它们都处于永恒的运动状态。

2. 国际上以 ^{12}C 原子质量的 $1/12$(约 1.66×10^{-27} kg)作为标准,其他原子的质量和它作比较所得的数值就是该种原子的相对原子质量。化学式中各个原子的相对原子质量之和就是相对分子质量。

物质是由很多分子、原子、离子等微观粒子构成的。单个微粒很小,一个一个地计数既困难,又没有实际意义。然而在实际化学反应中,参加反应的物质的数量是可以称量的,反应物是由千万亿个分子、原子或离子构成的,并按一定数量关系进行反应。为了建立起反应物的微粒数目与它们质量之间的联系,科学上引入了"物质的量"这个物理量。

一、物质的量及其单位

(一) 物质的量

物质的量是表示以一定数目的基本单元粒子为集体的、与基本单元的粒子数成正比的物理量。 它和长度、质量、时间一样,是国际单位制(SI)中 7 个基本物理量之一,其符号用 "n" 表示。某物质 B 的物质的量可以表示为 $n(B)$ 或 n_B。例如:

氢原子的物质的量可表示为 $n(H)$ 或 n_H;

氢分子的物质的量可表示为 $n(H_2)$ 或 n_{H_2};

氢离子的物质的量可表示为 $n(H^+)$ 或 n_{H^+}。

(二) 物质的量的单位

物质的量的基本单位是摩尔(mole),符号是摩(mol)。**摩尔是一系统物质的数量,该系统所包含的基本单元粒子与 12g ^{12}C 的原子数目相等。在使用摩尔时,应指出基本单元。基本单元可以是原子、分子、离子,或是这些粒子的组合。** 科学上应用 12g ^{12}C 来衡量碳原子集体。^{12}C 是原子核中有 6 个质子和 6 个中子的碳原子。实验测定知,12g ^{12}C 中所包含的原子数目约为 6.02×10^{23} 个。这个数值因意大利科学家阿伏伽德罗而命名,所以称为**阿伏伽德罗常量**,用符号 N_A 表示。

由 6.02×10^{23} 个粒子所构成的物质的量,即为 1 摩尔。1 摩尔任何物质都包含 6.02×10^{23} 个粒子。例如:

1mol C 含有 $6.02×10^{23}$ 个碳原子；

1mol H_2O 含有 $6.02×10^{23}$ 个水分子；

1mol H_2 含有 $6.02×10^{23}$ 个氢分子；

0.5mol H^+ 含有 $0.5×6.02×10^{23}$ 个氢离子，即 $3.01×10^{23}$ 个氢离子。

由此可见，物质的量（n）是与物质粒子数（N）成正比的物理量，它们之间的关系如下：

$$n = \frac{N}{N_A}$$

物质的量相同的任何物质，它们所含的粒子数一定相同；如果要比较几种物质所含有粒子数目的多少，只需比较它们的物质的量的多少。

问题 2-1：1mol Na^+ 含有多少个 Na^+？2mol H_2O 含有多少个 H_2O？

问题 2-2：$6.02×10^{22}$ 个 H^+ 的物质的量是多少？$3.01×10^{23}$ 个 Fe 的物质的量是多少？

二、摩 尔 质 量

1 摩尔物质的质量就是该物质的摩尔质量。

摩尔质量用符号 M 表示。基本单位是 kg/mol，化学上常用 g/mol 来表示，物质 B 的摩尔质量表示为 $M(B)$ 或 M_B。例如，碳原子的摩尔质量表示为 $M(C)$ 或 M_C。

可以推知，**原子的摩尔质量以 g/mol 为单位，在数值上等于该原子的相对原子质量**。例如：

O 的相对原子质量是 16，所以 $M_O = 16g/mol$；

K 的相对原子质量是 39，所以 $M_K = 39g/mol$；

C 的相对原子质量是 12，所以 $M_C = 12g/mol$。

可以推知，**分子的摩尔质量以 g/mol 为单位，在数值上等于该分子的相对分子质量**。例如：

O_2 的相对分子质量是 32，所以 $M_{O_2} = 32g/mol$；

NH_3 的相对分子质量是 17，所以 $M_{NH_3} = 17g/mol$；

H_2SO_4 的相对分子质量是 98，所以 $M_{H_2SO_4} = 98g/mol$。

因为电子的质量非常微小，失去或者得到电子的质量就可以忽略不计，所以**离子的摩尔质量就是形成离子的原子或原子团的摩尔质量**。例如：

H 的相对原子质量是 1，所以 $M_{H^+} = 1g/mol$；

OH 的相对原子质量之和是 17，所以 $M_{OH^-} = 17g/mol$；

SO_4 的相对原子质量之和是 96，所以 $M_{SO_4^{2-}} = 96g/mol$。

因此，**对于任何物质 B 的摩尔质量以 g/mol 为单位，在数值上就等于这种物质的化学式量（相对原子质量或相对分子质量）**。

摩尔质量（M）与物质的量（n）和物质质量（m）之间的关系是

$$n = \frac{m}{M}$$

医学上常常采用毫摩尔（mmol）和微摩尔（μmol）作为辅助单位。它们之间的换算关系是

$$1mol = 10^3 mmol = 10^6 μmol$$

问题 2-3：计算下列物质的摩尔质量：

$$K、Na、Ca(OH)_2、CO_2、NaCl、NH_4^+、CO_3^{2-}$$

三、有关物质的量和摩尔质量的计算

有关物质的量的计算主要有以下几种类型。

（1）已知物质的质量，求物质的量。

例 2-1：90g H_2O 的物质的量是多少？

解：∵ $\qquad\qquad M_{H_2O} = 18g/mol \qquad m_{H_2O} = 90g$

$$n_{H_2O} = \frac{m_{H_2O}}{M_{H_2O}} = \frac{90g}{18g/mol} = 5mol$$

答：90g H_2O 的物质的量是 5mol。

（2）已知物质的量，求物质的质量。

例 2-2：2.5mol Na^+ 的质量是多少？

解：∵ $\quad\quad\quad\quad\quad M_{Na^+} = 23g/mol \quad\quad n_{Na^+} = 2.5mol$

∴ $\quad\quad\quad\quad\quad m_{Na^+} = n_{Na^+} \cdot M_{Na^+} = 2.5mol \times 23g/mol = 57.5g$

答：2.5mol Na^+ 的质量是 5.75g。

（3）已知物质的质量，求物质的粒子数。

例 2-3：4.9g 硫酸里含有多少个硫酸分子？

解：∵ $\quad\quad\quad\quad\quad M_{H_2SO_4} = 98g/mol \quad\quad m_{H_2SO_4} = 4.9g$

∴ $\quad\quad\quad\quad\quad n_{H_2SO_4} = \frac{m_{H_2SO_4}}{M_{H_2SO_4}} = \frac{4.9g}{98g/mol} = 0.05mol$

$$N_{H_2SO_4} = n_{H_2SO_4} \cdot N_A = 0.05mol \times 6.02 \times 10^{23}mol^{-1} = 3.01 \times 10^{22}$$

答：4.9g 硫酸里含有 3.01×10^{22} 个硫酸分子。

综上所述，物质的量是表示构成物质粒子数目的一个物理量，摩尔是这个物理量的单位，物质的量的多少要用摩尔这个单位来衡量。1摩尔任何物质都含有 6.02×10^{23} 个粒子，如果所包含的粒子数相等，那么它们的物质的量就一定相等。物质不同时，由于它们的摩尔质量不同，即使它们的物质的量相同，它们的质量也不相同。

由于物质的量 n 和摩尔质量 M 把肉眼看不见的微观粒子的数量 N 与宏观可称量的质量 m 联系起来，这给科学研究带来了极大的方便。

知识拓展

气体摩尔体积

气态物质的情况和固态、液态不同。由于气体分子间的距离显著地大于气体分子本身的大小，因此气体的体积大小主要取决于分子之间的平均距离。而分子间的距离大小与所处的温度、压强密切相关。实验测得，在相同的温度和压强下，不同气体分子间的平均距离几乎都相同，这样阿伏伽德罗总结出一个定律：在相同的温度和压力下，相同体积的任何气体都含有相同数目的分子，这就是阿伏伽德罗定律。同时测得，在标准状况（温度为 0℃，压强为 100kPa）下，1mol 任何气体所占的体积都约为 22.4L，用符号 V_m 来表示。

实验测得，在标准状况下，1mol 任何气体所占的体积都约是 22.4L。在标准状况下，气体物质的量（n）、气体体积（V）和气体摩尔体积（$V_m = 22.4L/mol$）的关系式为

$$n = \frac{V}{V_m} = \frac{V}{22.4}$$

第 2 节　溶液的浓度

知识回顾

1. 水是常用的溶剂，不需要指明溶剂的溶液一定是水溶液。除水以外，如乙醇、汽油、苯等也可以作为溶剂，以它们为溶剂的溶液称为非水溶液。

2. 一种或几种物质以分子或离子的状态分散到另一种物质里，形成的均一、稳定、澄清的体系称为溶液。能溶解其他物质的物质称为溶剂，被溶解的物质称为溶质。

一、溶液浓度的表示方法

溶液的浓度是指一定数量的溶液（或溶剂）中所含溶质的数量。公式如下：

$$溶液浓度 = \frac{溶质的数量}{溶液（或溶剂）的数量}$$

溶液浓度的表示方法有很多种，医学上常用的有以下几种。

（一）物质的量浓度

物质的量浓度是指溶质的物质的量除以溶液的体积。对于溶质 B 的溶液，其物质的量浓度为"B 的物质的量浓度"或简称"B 的浓度"。物质的量浓度的符号为 c_B 或 $c(B)$。

$$c_B = \frac{n_B}{V}$$

如果已知溶质质量，公式可表示为

$$c_B = \frac{m_B}{M_B V}$$

物质的量浓度的 SI 单位为摩尔每立方米，符号是 mol/m^3，化学上和医学上多用摩尔每升（mol/L）、毫摩尔每升（mmol/L）、微摩尔每升（μmol/L）等单位来表示，三者的关系是

$$1mol/L = 10^3 mmol/L = 10^6 μmol/L$$

例如：$c_{NaOH} = 0.1mol/L$，表示每升溶液中含有 0.1mol NaOH；

$c_{C_6H_{12}O_6} = 0.5mol/L$，表示每升溶液中含有 0.5mol $C_6H_{12}O_6$。

有关物质的量浓度的计算主要有以下几种类型。

（1）已知溶质物质的量和溶液的体积，求物质的量浓度。

例 2-4：在 600ml KOH 溶液中含有 0.6mol 的 KOH，求 KOH 溶液的物质的量浓度为多少？

解：∵ $n_{KOH} = 0.6mol$　$V = 600ml = 0.6L$

∴ $c_{KOH} = \frac{n_{KOH}}{V} = \frac{0.6mol}{0.6L} = 1.0mol/L$

答：KOH 溶液的物质的量浓度为 1.0mol/L。

（2）已知溶质的质量和溶液体积，求物质的量浓度。

例 2-5：在 200ml 正常人的血清中含 20.0mg Ca^{2+}，求正常人血清中含 Ca^{2+} 的物质的量浓度。

解：∵ $m_{Ca^{2+}} = 20.0mg = 0.020g$　$M_{Ca^{2+}} = 40.0g/mol$　$V = 200ml = 0.2L$

∴ $c_{Ca^{2+}} = \frac{m_{Ca^{2+}}}{M_{Ca^{2+}} V} = \frac{0.020g}{40.0g/mol \times 0.2L} = 2.50 \times 10^{-3} mol/L$

答：正常人血清中 Ca^{2+} 的物质的量浓度是 $2.50 \times 10^{-3} mol/L$。

（3）已知物质的量浓度和溶液的体积，求溶质的质量。

例 2-6：500ml 2mol/L 的 NaOH 溶液中含 NaOH 多少克？

解：∵ $c_{NaOH} = 2mol$　$V = 500ml = 0.5L$　$M_{NaOH} = 40g/mol$

由 $c_{NaOH} = \frac{m_{NaOH}}{M_{NaOH} V}$ 得

$$m_{NaOH} = c_{NaOH} M_{NaOH} V$$

∴ $m_{NaOH} = 2mol/L \times 40g/mol \times 0.5L = 40g$

答：含有 NaOH 40g。

（4）已知溶质的质量和溶液的物质的量浓度，求溶液的体积。

例 2-7：用 90g 的葡萄糖（$C_6H_{12}O_6$）可以配制 0.28mol/L 的葡萄糖静脉注射液多少毫升？

解：$\because$ $\qquad$ $c_{C_6H_{12}O_6} = 0.28\text{mol/L}$ $\qquad$ $m_{C_6H_{12}O_6} = 90\text{g}$ $\qquad$ $M_{C_6H_{12}O_6} = 180\text{g/mol}$

由 $c_{C_6H_{12}O_6} = \dfrac{m_{C_6H_{12}O_6}}{M_{C_6H_{12}O_6}V}$ 得

$$V = \frac{m_{C_6H_{12}O_6}}{c_{C_6H_{12}O_6}M_{C_6H_{12}O_6}}$$

$\therefore$

$$V = \frac{90\text{g}}{0.28\text{mol/L} \times 180\text{g/mol}} = 1.79\text{L} = 1790\text{ml}$$

答：可以配制 0.28mol/L 的葡萄糖静脉注射液约 1790ml。

在医学上表示溶液浓度时，只要已知相对分子质量的物质，都可用物质的量浓度来表示；对于不知道相对分子质量的物质，可用其他溶液浓度的表示方法来表示，如质量浓度。

问题 2-4：将 4g NaOH 溶于水制成 500ml 溶液，此溶液物质的量浓度是否是 0.2mol/L？

问题 2-5：从 1L 的 1mol/L $C_{12}H_{22}O_{11}$ 溶液中取出 100ml，取出的溶液中 $C_{12}H_{22}O_{11}$ 的物质的量浓度是多少？

（二）质量浓度

溶液中溶质 B 的质量除以溶液的体积，称为溶质 B 的质量浓度。用符号 ρ_B 表示，即

$$\rho_B = \frac{m_B}{V}$$

质量浓度的 SI 单位为千克每立方米，符号是 kg/m^3，化学上和医学上多用克每升（g/L）、毫克每升（mg/L）、微克每升（μg/L）等。在工作中按照需要采用不同的单位。

$$1\text{g/L} = 10^3\text{mg/L} = 10^6\text{μg/L}$$

在这里，要注意密度的表示符号 ρ 与质量浓度的表示符号 ρ_B 的区别。

例 2-8：《中华人民共和国药典》规定，注射用生理盐水的规格是 0.5L，其中含 NaCl 4.5g，问生理盐水中 NaCl 的质量浓度是多少？

解：$\because$ $\qquad$ $m_{NaCl} = 4.5\text{g}$ $\qquad$ $V = 0.5\text{L}$

$\therefore$ $\qquad$ $\rho_{NaCl} = \dfrac{m_{NaCl}}{V} = \dfrac{4.5\text{g}}{0.5\text{L}} = 9\text{g/L}$

答：生理盐水中 NaCl 的质量浓度是 9g/L。

例 2-9：500ml 正常人血浆中含血浆蛋白 35g，求血浆蛋白在血浆中的质量浓度是多少？

解：$\because$ $\qquad$ $m_{血浆蛋白} = 35\text{g}$ $\qquad$ $V = 500\text{ml} = 0.5\text{L}$

$\therefore$ $\qquad$ $\rho_{血浆蛋白} = \dfrac{m_{血浆蛋白}}{V} = \dfrac{35\text{g}}{0.5\text{L}} = 70\text{g/L}$

答：血浆蛋白的质量浓度是 70g/L。

（三）质量分数

质量分数是指溶质组分 B 的质量与溶液质量之比。质量分数用符号 w_B 表示。

$$w_B = \frac{m_B}{m}$$

显然，质量分数的单位是 1，可用小数或百分数表示。公式中的 m_B 和 m 的单位必须统一。

例 2-10：将 50g NaCl 溶于水配成溶液 500g，求此溶液中 NaCl 的质量分数是多少？

解：$\because$ $\qquad$ $m_{NaCl} = 50\text{g}$ $\qquad$ $m = 500\text{g}$

$\therefore$ $\qquad$ $w_{NaCl} = \dfrac{m_{NaCl}}{m} = \dfrac{50\text{g}}{500\text{g}} = 0.1$

答:此溶液中 NaCl 的质量分数是 0.1。

（四）体积分数

体积分数是指溶质组分 B 的体积与溶液总体积之比。体积分数用符号 φ_B 表示。

$$\varphi_B = \frac{V_B}{V}$$

体积分数的单位是 1,公式里面的 V_B 和 V 单位必须统一。例如,外用消毒酒精的体积分数是 $\varphi_B = 0.75$ 或 $\varphi_B = 75\%$。又如,临床血液检测指标常用到血细胞比容(红细胞压积)的概念,它是指红细胞在全血中所占的体积分数,正常人的血细胞比容范围为 $\varphi_B = 0.37 \sim 0.50$。

例 2-11:配制 $\varphi_{丙三醇} = 0.50$ 的丙三醇溶液 180ml,需丙三醇多少毫升?

解:∵
$$\varphi_{丙三醇} = 0.5 \quad V = 180ml$$
∴
$$V_{丙三醇} = \varphi_{丙三醇} V = 0.50 \times 180ml = 90ml$$

答:需要丙三醇 90ml。

例 2-12:取 750ml 纯乙醇加水配制成 1000ml 医用消毒酒精溶液,计算此消毒酒精溶液中乙醇的体积分数。

解:∵
$$V_{乙醇} = 750ml \quad V = 1000ml$$
∴
$$\varphi_{乙醇} = \frac{V_{乙醇}}{V} = \frac{750ml}{1000ml} = 0.75$$

答:此消毒酒精溶液中乙醇的体积分数是 0.75。

二、溶液浓度的换算

（一）物质的量浓度与质量浓度的换算

物质的量浓度和质量浓度是两种常见的浓度表示方法,依据它们的基本定义,可以推导出它们之间的关系式为

$$c_B = \frac{\rho_B}{M_B} 或 \rho_B = c_B M_B$$

例 2-13:9g/L 的生理盐水,其物质的量浓度是多少?

解:∵
$$\rho_{NaCl} = 9g/L \quad M_{NaCl} = 58.5g/mol$$
∴
$$c_{NaCl} = \frac{\rho_{NaCl}}{M_{NaCl}} = \frac{9g/L}{58.5g/mol} = 0.154mol/L = 154mmol/L$$

答:9g/L 的生理盐水,其物质的量浓度是 154mmol/L。

例 2-14:治疗酸中毒时用注射药物乳酸钠($NaC_3H_5O_3$)制剂,其物质的量浓度为 1mol/L 时,其质量浓度是多少?

解:∵
$$c_{NaC_3H_5O_3} = 1mol/L \quad M_{NaC_3H_5O_3} = 112g/mol$$
∴
$$\rho_{NaC_3H_5O_3} = c_{NaC_3H_5O_3} M_{NaC_3H_5O_3} = 1mol/L \times 112g/mol = 112g/L$$

答:1mol/L 的乳酸钠制剂,其质量浓度是 112g/L。

（二）物质的量浓度与质量分数的换算

质量分数使用质量表示溶液的量,而物质的量浓度是以体积表示溶液的量。在进行物质的量浓度与质量分数的换算时,需要知道溶液的密度。依据它们的基本定义,可以推导出它们之间的换算关系式:

$$c_B = \frac{w_B \rho}{M_B} \quad 或 \quad w_B = \frac{c_B M_B}{\rho}$$

例 2-15:市场上销售的浓氨水的质量分数 $w_{NH_3} = 0.27$,密度 $\rho = 0.9g/ml$,问该氨水的物质的量浓度

是多少？

解：∵ $w_{NH_3} = 0.27$ $\rho = 0.9g/ml = 900g/L$ $M_{NH_3} = 17g/mol$

∴ $c_{NH_3} = \dfrac{w_{NH_3}\rho}{M_{NH_3}} = \dfrac{0.27 \times 900g/L}{17g/mol} = 14.3mol/L$

答：该浓氨水的物质的量浓度是 14.3mol/L。

例 2-16：密度是 1.08kg/L 的 2mol/L NaOH 溶液的质量分数是多少？

解：∵ $c_{NaOH} = 2mol/L$ $\rho = 1.08kg/L = 1080g/L$ $M_{NaOH} = 40g/mol$

∴ $w_{NaOH} = \dfrac{c_{NaOH}M_{NaOH}}{\rho} = \dfrac{2mol/L \times 40g/mol}{1080g/L} = 0.074$

答：此 NaOH 溶液的质量分数是 0.074。

三、溶液的配制和稀释

（一）溶液的配制

配制溶液的基本方法有以下两种。

（1）配制含一定质量溶质的溶液，这种配制方法是把一定质量的溶质和溶剂均匀混合。如果用质量分数表示溶液的浓度，这种方法就较简便。

例 2-17：怎样配制 100g 质量分数 $w_{NaCl} = 0.30$ 的 NaCl 溶液？

解：ⅰ. 计算：100g 溶液中含 NaCl 的质量为

$$m_{NaCl} = w_{NaCl}m = 0.30 \times 100g = 30g$$

配制此溶液所需水的质量为

$$m_{H_2O} = 100g - 30g = 70g$$

ⅱ. 称量：用托盘天平称取 30g NaCl，倒入 100ml 烧杯中，接着用量筒量取 70ml H_2O 倒入上述烧杯中与 NaCl 混合。

ⅲ. 搅拌、溶解：用玻璃棒不断搅拌，使 NaCl 完全溶解并且混合均匀。

（2）配制一定体积的溶液，这种方法适合于用一定体积的溶液中所含溶质的量来表示浓度（如物质的量浓度、质量浓度、体积分数等）的溶液。由于溶质和溶剂相互混合后的体积会比溶质和溶剂单独存在时的体积之和变大或变小，因此配制这样的溶液时，需将一定量的溶质与适量的溶剂相互混合，使溶质完全溶解，然后再加溶剂到所需体积，并将溶液混合均匀。

例 2-18：如何配制 1000ml 的 0.5mol/L $NaHCO_3$ 溶液？

解：ⅰ. 计算：∵ $V = 1000ml = 1L$ $c_{NaHCO_3} = 0.5mol/L$ $M_{NaHCO_3} = 84g/mol$

∴ $m_{NaHCO_3} = c_{NaHCO_3}VM_{NaHCO_3} = 0.5mol/L \times 1L \times 84g/mol = 42g$

ⅱ. 称量：称取 42g $NaHCO_3$，倒入 100ml 烧杯中。

ⅲ. 溶解：用量筒量取 100ml 蒸馏水倒入烧杯中，用玻璃棒不断搅拌使 $NaHCO_3$ 完全溶解。

ⅳ. 转移：用玻璃棒将烧杯中的 $NaHCO_3$ 溶液引流入 1000ml 容量瓶中，然后用少量蒸馏水洗涤烧杯 2~3 次，将洗涤液全部转移至容量瓶中。

ⅴ. 定容：向容量瓶中继续加入蒸馏水，当液面离刻度线 1~2cm 时，改用胶头滴管滴加蒸馏水，直至溶液凹液面最低处与刻度线平视相切。最后盖好瓶塞，将溶液混合均匀。

（二）溶液的稀释

溶液的稀释就是在溶液中加入溶剂，使浓溶液变为稀溶液（浓度变小）的过程。稀释的特点就是溶液的浓度和体积改变，但溶质的量不变，即

$$稀释前溶质的量 = 稀释后溶质的量$$

设稀释前为状态"1"，稀释后为状态"2"，稀释公式则为

$$c_1 V_1 = c_2 V_2$$

式中，c 为浓度，V 为体积。c_1 和 c_2、V_1 和 V_2 必须单位统一。如果稀释前后浓度表示法或体积表示法不相同，就必须将单位换算成一致后，再代入公式计算。

例2-19：配制 0.4mol/L NaOH 溶液 200ml，需取 4mol/L NaOH 溶液多少毫升？如何配制？

解：ⅰ．计算：设需 4mol/L NaOH 的体积为 V_1 ml。

$$c_1 = 4mol/L \qquad c_2 = 0.4mol/L \qquad V_2 = 200ml$$

根据稀释公式 $\qquad\qquad c_1 V_1 = c_2 V_2$

∴

$$V_1 = \frac{c_2 V_2}{c_1} = \frac{0.4mol/L \times 200ml}{4mol/L} = 20ml$$

答：需要取 4mol/L NaOH 溶液 20ml。

ⅱ．移取：用 20ml 移液管取 4mol/L 的 NaOH 溶液 20ml，移至 200ml 容量瓶中。

ⅲ．定容：向容量瓶中加蒸馏水，当液面离刻度线 1~2cm 时，改用滴管滴加，直至溶液凹液面最低处与刻度线水平相切。最后盖好瓶盖，将溶液混合均匀。

问题2-6：现在需要配制 500ml 9g/L 的 NaCl 溶液，如何配制？

问题2-7：用蒸馏水洗涤烧杯壁的作用是什么？洗涤烧杯壁的溶液为什么要引流入容量瓶中？

知识拓展

"碳钟"可以测定古文物的年龄

宇宙中有许多我们肉眼看不见的射线，它们在穿过地球的大气层时，跟空气中的分子发生撞击而变化，产生中子、质子和电子等微粒。当中子和氮气分子中的氮原子核碰撞时，氮原子核就会"捕获"一个中子，释放一个质子，自己则变成 ^{14}C。^{14}C 具有放射性，当它放出电子后又变成了氮。这样，在宇宙射线的作用下，^{14}C 不断产生；同时由于 ^{14}C 自身的放射性，其又不断减少。因此，大气中的 ^{14}C 保持平衡，含量基本不变。

大气中 ^{14}C 原子和其他碳原子一样，能跟氧原子结合成二氧化碳分子。植物在进行光合作用时，吸收水和二氧化碳，合成体内的淀粉、纤维素等，^{14}C 也就进入了植物体内。当植物死亡后，它就停止吸收大气中的 ^{14}C。从这时起植物体内的 ^{14}C 得不到外界补充，而在自动放出射线的过程中，含量逐渐减少。科学研究发现，经过 5730 年，^{14}C 含量减少一半，这称为"半衰期"。所有具有放射性的元素都符合这个规律，每经过一定时间，含量就减少一半。^{14}C 的半衰期是 5730 年，这特别适合考古学家应用，因此被称作"碳钟"。

第3节　溶液的渗透压

知识回顾

1. 一种或几种物质被分散成细小的粒子，分布在另一物质中所形成的体系称为分散系。被分散的物质称为分散相，容纳分散相的物质称为分散介质或分散剂。

2. 分子或离子分散系通常称为溶液，在溶液中，分散相称为溶质，分散介质称为溶剂。

一、渗透现象和渗透压

往一杯清水里加入蔗糖水，静置一段时间，整个杯子里的水都有甜味，这种过程称为扩散。扩散的动力是杯子中存在浓度差，而扩散的结果就是消除浓度差而达到浓度均衡。这种扩散现象同样也发生在两种不同浓度的溶液相互接触时，最后也形成浓度均一的溶液。

有一种特殊的薄膜，它只允许较小的溶剂分子自由通过，而较大的分子很难通过。这种只让一部分分子透过而另一部分分子不能透过的薄膜称为半透膜，如植物的细胞膜、人类的红细胞膜、膀胱膜和毛细血管壁等，这些是天然存在的半透膜。又如羊皮纸、玻璃纸和火棉胶膜等，这些都是人工制成

医用化学基础

的半透膜。如果我们用半透膜将纯水和糖溶液隔开，就会发生渗透现象。如图 2-1(a)所示,由于溶质分子的扩散受到了限制而水分子可以自由运动,不久就可以看到水分子透过半透膜进入糖溶液一方,使得漏斗内的液体增多,液面上升,如图 2-1(b)所示。**这种溶剂分子通过半透膜由纯溶剂进入溶液(或由稀溶液进入浓溶液)的现象称为渗透。**

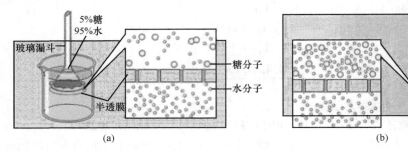

图 2-1　渗透现象

渗透现象是因为半透膜两侧的溶液存在浓度差异,宏观上导致溶剂分子的单方向扩散,所以渗透现象的动力就是浓度差。浓度差表明,在单位体积内稀溶液中的水分子数目比浓溶液中的水分子数目多,在单位时间内,从稀溶液一方通过半透膜进入浓溶液一方的水分子数目比其反过程的多,结果就造成浓溶液一方的液面升高。随着浓溶液一侧液面的上升,由于受到液柱静压力的影响,水分子从稀溶液进入浓溶液的渗透速度逐渐下降,而其反过程逐渐增大。

当单位时间内溶剂分子双向渗透速度相等时,溶液一侧的液面就不再上升,此时达到渗透平衡。如果想阻止这种渗透现象的发生,就要在溶液一侧的液面上外加一个压力,这种**能阻止溶剂分子透过而在溶液上方所施加的额外压力,称为溶液的渗透压。**也可以说,在渗透平衡时,半透膜两侧液面高度差所产生的压力就是溶液的渗透压。

渗透压的 SI 单位是 Pa(帕斯卡),医学上常用 kPa(千帕)来表示。例如,正常人体的血浆渗透压是 720~800kPa。

只要是溶液都有渗透压,该渗透压是与纯溶剂相比而言的。有浓度差的两个溶液就有渗透现象,就有渗透压,但是这个渗透压既不是浓溶液的也不是稀溶液的,而是两个溶液之间的渗透压之差。产生渗透现象必须同时具备有两个条件:一个是两溶液之间有半透膜存在;另一个是半透膜两侧的溶液浓度不同。

二、渗透压与溶液浓度的关系

溶液渗透压的大小和溶液浓度的关系密切,溶液浓度越大,单位体积内溶质分子数就越多,溶剂水分子数就越少,这样水分子渗透进入浓溶液的数目就越多,所以溶液浓度越大,渗透压就越大。

实验证明,**在一定温度下,稀溶液的渗透压的大小与单位体积内溶液中所含溶质的粒子(分子或离子)数成正比,与粒子的性质和大小无关。**

所以,如果比较两种溶液的渗透压的大小,只要比较这两种溶液的粒子(分子或离子)的总浓度——**渗透浓度**的大小即可。

对于非电解质溶液,如葡萄糖、蔗糖等,由于它们在溶液中不发生电离,一个分子就是一个粒子,因此对非电解质溶液来说,在相同温度下,只要它们的物质的量浓度相同,则它们的粒子总浓度(即渗透浓度)相等,其渗透压就相同,所以 2mol/L 葡萄糖溶液的渗透压与 2mol/L 蔗糖溶液的渗透压相等。

对于电解质溶液,由于它们在水溶液中发生电离,因此溶液中的粒子数成倍地增加。例如,NaCl 分子就可以电离出 Na^+ 和 Cl^-,所以 2mol/L NaCl 溶液中就有 2mol/L Na^+ 和 2mol/L Cl^-,那么两种离子的浓度之和就是 4mol/L。又如,1 个 $BaCl_2$ 分子,它在溶液中能电离出 1 个 Ba^{2+} 和 2 个 Cl^-,那么浓度为 2mol/L 的 $BaCl_2$ 溶液中粒子总浓度是 6mol/L。由此可见,对于电解质溶液,若 1mol 的电解质 B 能电离出 amol 的阳离子和 bmol 的阴离子,则浓度为 c_B 的电解质溶液中,能产生渗透压的粒子总浓度是 $(a+b)c_B$。所以,浓度均为 2mol/L 的葡萄糖溶液、NaCl 溶液和 $BaCl_2$ 溶液,具有大小不等的渗透压,通过计算它们的渗透浓度就可以很容易地比较出它们渗透压的大小;其渗透压大小顺序为 $BaCl_2$ 溶液的渗透压最大,NaCl 溶液居中,葡萄糖溶液的渗透压最小。

三、等渗、低渗和高渗溶液

在相同温度下,渗透压相等的两溶液称为等渗溶液。若两溶液渗透压不等,渗透压高的称为高渗溶液,渗透压低的称为低渗溶液。

在医学上,等渗、低渗和高渗溶液都是以血浆的渗透压为标准来衡量的,**凡是与血浆渗透压相同的溶液,临床上称为等渗溶液;比血浆渗透压高(或低)的溶液就称为高渗(或低渗)溶液。**

通常在37℃时,正常人体血浆的渗透压为 720~800kPa,相当于血浆中能产生渗透作用的粒子的渗透浓度为 280~320mmol/L 时所产生的渗透压,所以医学上规定凡是渗透浓度为 280~320mmol/L 的溶液为等渗溶液;渗透浓度低于 280mmol/L 的溶液为低渗溶液;渗透浓度高于 320mmol/L 的溶液为高渗溶液。

临床上常用的等渗溶液如下:0.154mol/L(9g/L)NaCl 溶液(生理盐水);0.278mol/L(50g/L)葡萄糖溶液;0.149mol/L(12.5g/L)$NaHCO_3$ 溶液;0.167mol/L(18.7g/L)$NaC_3H_5O_3$ 溶液。

输液是临床常用的治疗疾病的方式,输液必须保证不因输入液体而影响人体血浆的正常渗透压,所以进行大量输液时,必须使用等渗溶液。

四、渗透压在医学上的意义

渗透压与医学的关系很紧密,因为许多生物膜都是半透膜,细胞和外环境的联系都是通过细胞膜进行的,如红细胞膜。

在等渗溶液中,红细胞才能保持正常形状和活性,如图 2-2(b)所示;如果**将红细胞悬浮于高渗溶液中,红细胞内的水分子就会往高渗溶液中渗透,使红细胞皱缩**,如图 2-2(a)所示,皱缩后,红细胞互相凝聚成团、沉降,若在血管中出现此现象就会造成血栓;如果将红细胞悬浮于低渗溶液中,低渗溶液中的水分子就会向红细胞里渗透,使红细胞膨胀以至于破裂,释放出细胞内的血红蛋白,从而使低渗溶液出现透明的鲜红色,如图 2-2(c)所示,这种**因红细胞在低渗溶液中膨胀而破裂的现象称为溶血。**

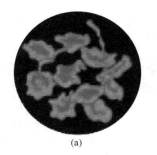 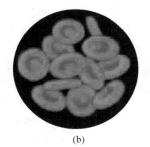 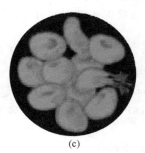

(a)　　　　　　　　　(b)　　　　　　　　　(c)

图 2-2　红细胞在不同浓度溶液中的形态示意图

当然,为了治疗的需要,也允许输入少量的高渗溶液,但必须严格控制高渗溶液的用量和注射速度。因为少量的高渗溶液缓慢地注入体内后会被体液稀释。

血浆渗透压由两部分构成:一部分是血浆中的 NaCl、$NaHCO_3$、葡萄糖、尿素等晶体物质所产生的渗透压,称为**晶体渗透压**;另一部分是由蛋白质、脂质等大分子物质所产生的渗透压,称为**胶体渗透压**。这两部分渗透压在生理上起着重要作用。血浆晶体渗透压能维持细胞内外水的相对平衡,而血浆胶体渗透压则能维持血容量和血管内外水及盐的相对平衡。例如,血浆蛋白减少,胶体渗透压就降低,从而导致组织液增加而引起水肿。因此渗透压对维持人体内的水和电解质的平衡起着重要的调节作用。

问题 2-8:扩散和渗透有哪些不同?

问题 2-9:临床上大量输液,为何只能用等渗溶液?

阅读材料

人造血管能代替真的血管吗?

人体内部遍布着血管,血液通过血管进行循环,维持着人的生命。如果血管破裂,血液就从血管渗出来形成出血现象。有时,一些粗大的血管发生坏死、栓塞或严重破裂的现象,就需要截出一段血管,换上一段同样长短和粗细的"人造血管"。

一开始,科学家根据人体的机能,选用了动物性的蛋白纤维(蚕丝)作为原料。在精巧的织机上先将蛋白纤维织成细致紧密的管状丝织物,再经过机械性的折缩和树脂加工处理,使管状的丝织物具有强韧性和弹性,又有伸缩性,可以任意弯曲,不瘪不折、不断不裂,而且不漏水、不渗血,血液经过其中,也不起任何变化。最后,经过严格消毒,人造血管就可以用于人体内部,代替真的血管了。

随着科学的发展,人们又发现,某些合成的高分子与人体器官组织的天然高分子有着极其相似的化学结构和物理性能,因此用这些材料做成的人工器官也具有很好的生物相容性,不会因与人体接触而产生排斥和其他作用。例如,科技人员用聚氨酯橡胶或聚对苯二甲酸乙二酯制成的人造血管已经成功地用于临床医疗。近年来,各种能抗血栓的医用功能材料相继问世。在合成制作人造血管的高分子材料时,如果将其亲水性部分和疏水性部分稀疏地分布于各点时,其抗血栓性就会大大提高。这种结构是以共聚的方法把两种以上的合成高分子结合在一起。其代表性的材料有:利用亲水性聚醚氨基甲酸乙酯和疏水性聚二甲基硅氧烷结合而成的共聚体,还有苯乙烯和聚胺的共聚体,等等。

今天,人们不仅可用合成高分子材料来制造血管,还能用它来制造人造心脏、人造气管、人造鼻、人造骨、人造皮肤、人造肌肉,等等。除了脑、胃和部分内分泌器官外,人体几乎大部分器官都可用高分子材料来制造。

自 测 题

一、选择题

1. 下列物质各 1mol,质量最大的是( )

　A. CO_2　　　　　　　B. N_2

　C. O_2　　　　　　　D. NaCl

2. 下列各物质的质量相同时,物质的量最多的是( )

　A. H_2O　　　　　　B. H_2SO_4

　C. NaOH　　　　　　D. Na_2SO_4

3. 在 0.5mol Na_2SO_4 中,含有的 Na^+ 数是( )

　A. $3.01×10^{23}$　　　　B. $6.02×10^{23}$

　C. 0.5　　　　　　　　D. 1

4. 下列说法正确的是( )

　A. 1mol H 的质量是 1g/mol

　B. OH^- 的摩尔质量是 17g

　C. 1mol H_2O 的质量是 18g/mol

　D. CO_2 的摩尔质量是 44g/mol

5. K 的摩尔质量是( )

　A. 39　　　　　　　　B. 39g

　C. 39mol　　　　　　D. 39g/mol

6. 静脉滴注 0.9g/L 的 NaCl 溶液,红细胞有什么现象( )

　A. 正常　　　　　　　B. 皱缩

　C. 溶血　　　　　　　D. 基本正常

7. 0.154mol/L 的 NaCl 溶液的渗透浓度(以 mmol/L 表示)为( )

　A. 0.308　　　　　　　B. 0.154

　C. 308　　　　　　　　D. 154

8. 将 12.5g 葡萄糖溶于水中,配制成 250ml 的溶液,此溶液的质量浓度是( )

　A. 25g/L　　　　　　　B. 5.0g/L

　C. 50g/L　　　　　　　D. 0.025g/L

9. 0.1mol/L $Fe_2(SO_4)_3$ 溶液中 SO_4^{2-} 的浓度是( )

　A. 0.1mol/L　　　　　B. 0.2mol/L

　C. 0.3mol/L　　　　　D. 0.6mol/L

10. 已知 $CaCl_2$ 溶液与蔗糖溶液的渗透浓度均为 300mmol/L,则两者物质的量浓度的关系是( )

　A. $c_{蔗糖}=3c_{CaCl_2}$　　　B. $c_{CaCl_2}=3c_{蔗糖}$

　C. $c_{蔗糖}=c_{CaCl_2}$　　　D. $c_{蔗糖}=2c_{CaCl_2}$

11. 被半透膜隔开的两种溶液处于渗透平衡时,必须具有( )

A. 两溶液渗透浓度相同

B. 两溶液体积相同

C. 两溶液物质的量浓度相同

D. 两溶液的质量浓度相同

二、填空题

1. 4mol NaOH 中含有 _____ mol Na^+，_____ mol OH^-。

2. 氯化钾的摩尔质量 M_{KCl} = _____，0.5mol KCl 的质量 m_{KCl} = _____。

3. 水分子透过半透膜的方向是由 _____ 溶液向 _____ 溶液渗透。

4. 硫酸的摩尔质量是 $M_{H_2SO_4}$ = _____，19.6g H_2SO_4 的物质的量 $n_{H_2SO_4}$ = _____。

5. 2mol HCl 的分子数 N_{HCl} = _____，质量 m_{HCl} = _____。

6. 医学上的等渗溶液是以 _____ 为标准制定的。

7. 医学上渗透压的单位是 _____，正常人体血浆渗透压是 _____。

8. 产生渗透现象必须具备两个条件，其一是 _____，其二是 _____。

三、判断题

1. 1g N_2 与 1g O_2 所含有的分子数相等。（ ）

2. 硫酸的摩尔质量是 98g。（ ）

3. 32g 氧气分子中含有 $6.02×10^{23}$ 个氧分子。（ ）

4. 水分子通过半透膜由高渗溶液明显地向低渗溶液渗透。（ ）

5. 将红细胞放入 100g/L NaCl 溶液中，将会出现溶血现象。（ ）

四、简答题

1. 把红细胞放置在 0.08mol/L NaCl 溶液中，红细胞将发生什么变化？

2. 血液中的晶体渗透压和胶体渗透压各起着何种作用？

3. 溶液的质量浓度和溶液的密度有什么区别？

五、计算题

1. 正常人血液中约含有 K^+ 200mg/L，其物质的量浓度是多少？

2. 9g/L 氯化钠溶液，其渗透粒子总浓度（用 mmol/L 表示）为多少？

3. 要配制 0.10mol/L 的 HCl 溶液 1000ml，需要密度是 $1.19g/cm^3$，质量分数是 0.37 的浓 HCl 多少毫升？

4. 某患者需补充 $4.0×10^{-2}$ mol 的 K^+，问需要将多少支 100g/L 的 KCl 针剂（每支 10ml）加到葡萄糖溶液中静脉滴注？

（刘 珉）

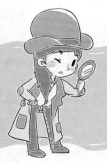

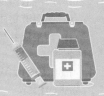

第3章
物质结构

自然界的物质种类繁多,性质各异。不同物质在性质上的差异是由物质内部结构不同而引起的。构成物质的微粒有分子、原子和离子等,只有进一步学习这些微粒的组成和性质,才能更深刻地认识物质世界内部的规律。

第1节 原子结构

知识回顾

1. 构成物质的单元是多样的,或原子,或离子,或分子,在热运动中统称分子。可以说,物质是由大量分子组成的。
2. 分子是保持物质化学性质的最小粒子。原子是化学变化中的最小微粒。在化学变化中分子可分,原子不可分。
3. 原子是由原子核和核外电子构成的。原子核由质子和中子组成。质子带正电,中子不带电,电子带负电。

一、原子的组成和同位素

(一) 原子的组成

原子是由带正电荷的原子核和带负电荷的电子构成的。原子核所带的正电荷和核外电子所带的负电荷相等,整个原子是电中性的。

原子核位于原子的中心,占有很小的体积。原子核由质子和中子构成。每个质子带1个单位正电荷,中子不带电,因此,核电荷数是由质子数决定的。**按核电荷数由小到大的顺序给元素编号,所得的序号称为该元素的原子序数**。所以,原子序数在数值上等于该原子的核电荷数。原子内有如下关系式:

原子序数=核电荷数=核内质子数=核外电子数

例如,6号元素碳,核电荷数为6,原子核内质子数为6,核外电子数为6。

原子很小,原子核更小,它的体积只占原子体积的几千亿分之一。电子的质量仅为质子质量的1/1836,原子的质量主要集中在原子核上。构成原子的微粒和性质见表3-1。

表3-1 构成原子的微粒和性质

构成原子的微粒		质量	相对质量	电性和电量
电子		$9.041×10^{-31}$ kg	—	带1个单位负电荷
原子核	质子	$1.6726×10^{-27}$ kg	1.007	带1个单位正电荷
	中子	$1.6748×10^{-27}$ kg	1.008	不带电

如果忽略电子的质量,**将原子核内所有的质子和中子的相对质量取近似整数值加起来所得的数值,称为质量数**,用符号 A 表示。存在如下关系式:

质量数(A)= 质子数(Z)+ 中子数(N)

如果用 $^A_Z X$ 的形式表示一个质量数为 A、质子数为 Z 的原子,那么组成原子的粒子间的关系可以表示为

$$原子\ ^A_Z X\begin{cases}原子核\begin{cases}质子数\ Z \\ 中子数\ N=A-Z\end{cases} \\ 核外电子\ Z\end{cases}$$

例如,$^{39}_{19}K$ 表示钾原子的质量数为 39,质子数为 19,中子数为 20,核外电子数为 19。

(二) 同位素

元素是具有相同核电荷数(即质子数)的同一类原子的总称。氢元素有三种不同的原子,氕(^1_1H)、氘(^2_1H)、氚(^3_1H),它们原子核内部都有 1 个质子,即有相同的质子数,属于同种元素(氢元素)。但中子数不同,分别为 0、1、2,是质量不同的三种氢原子。这种**质子数相同,中子数不同的同种元素的不同原子互称为同位素。**

多数元素都有同位素,如碳元素有 $^{12}_6C$、$^{13}_6C$、$^{14}_6C$ 等同位素;碘元素有 $^{127}_{53}I$、$^{131}_{53}I$ 等同位素;钴元素有 $^{59}_{27}Co$、$^{60}_{27}Co$ 等同位素。同位素分为稳定性同位素和放射性同位素。

$$同位素\begin{cases}稳定性同位素 \\ 放射性同位素\begin{cases}天然放射性同位素 \\ 人造放射性同位素\end{cases}\end{cases}$$

问题 3-1: $^{14}_6C$ 的质量数、质子数、中子数、电子数、原子序数分别是多少?

知识拓展

放射性同位素的应用

放射性同位素在工农业生产、科学研究、医学等领域有着重要的作用。生物体内的 DNA(脱氧核糖核酸)承载着物种的遗传密码,但是 DNA 在射线作用下可能发生突变,所以通过射线照射可以使种子发生变异,培养出新的优良品种。射线照射还能抑制农作物害虫的生长,甚至直接消灭害虫。人体内的癌细胞比正常细胞对射线更敏感,因此用射线照射可以治疗恶性肿瘤,这就是医生们说的"放疗"。利用放射性同位素发出的射线彻底灭菌,是射线杀伤力的一种最直接的利用,尤其是人们经常利用射线对医疗器械进行灭菌消毒。例如,手术时缝合伤口用的缝线、肠壁缝合线;一次性注射器;插入支气管用的探针导管、手术用的橡皮手套、取血用的采血板、放入子宫的避孕环、人工肾脏透视器,等等,也都采用射线消毒技术。

一种放射性同位素的原子核跟这种元素其他同位素的原子核具有相同数量的质子(只是中子的数量不同),因此核外电子数也相同。由此可知,一种元素的各种同位素都有相同的化学性质。这样,就可以用放射性同位素代替非放射性的同位素来制成各种化合物,这种化合物的原子与通常的化合物一样参与所有化学反应,却带有"放射性标记",用仪器可以探测出来,这种原子称为示踪原子。人体甲状腺的工作需要碘,碘被吸收后会聚集在甲状腺内。给人注射碘的放射性同位素碘 131,然后定时用探测器测量甲状腺及邻近组织的放射强度,有助于诊断甲状腺的器质性和功能性疾病。

二、原子核外电子的排布规律

科学证明,原子核外的电子在原子微小的空间内绕原子核高速运动,运动状态是极其复杂的。在含有多个电子的原子里,各个电子的能量并不相同,能量低的通常在离核较近的区域运动,能量高的通常在离核较远的区域运动。根据这种差别,可以把核外电子运动的不同区域看成不同的电子层,并用 $n=1$、2、3、4、5、6、7 表示从内到外的电子层,这七个电子层又分别称为 K、L、M、N、O、P、Q 层。1~20 号元素原子的核外电子分层排布情况见表 3-2。

(一) 原子结构示意图

用小圆圈表示原子核、圆圈内的 +X 表示核电荷数,弧线表示电子层、弧线上的数字表示该电子层上的电子数。1~18 号元素原子结构示意图如图 3-1 所示。

表 3-2　第 1~20 号元素原子的电子层排布

原子序数	元素名称	元素符号	各电子层的电子数			
			K	L	M	N
1	氢	H	1			
2	氦	He	2			
3	锂	Li	2	1		
4	铍	Be	2	2		
5	硼	B	2	3		
6	碳	C	2	4		
7	氮	N	2	5		
8	氧	O	2	6		
9	氟	F	2	7		
10	氖	Ne	2	8		
11	钠	Na	2	8	1	
12	镁	Mg	2	8	2	
13	铝	Al	2	8	3	
14	硅	Si	2	8	4	
15	磷	P	2	8	5	
16	硫	S	2	8	6	
17	氯	Cl	2	8	7	
18	氩	Ar	2	8	8	
19	钾	K	2	8	8	1
20	钙	Ca	2	8	8	2

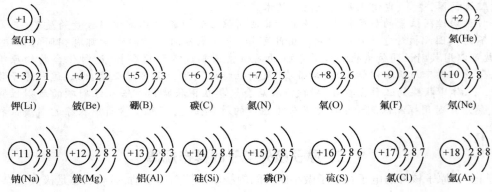

图 3-1　1~18 号元素原子结构示意图

H·　　　　　　　　　　　　　　He:

Li·　·Be·　·Ḃ·　·Ċ·　·N̈·　·Ö·　:F̈:　:N̈e:

Na·　·Mg·　·Ȧl·　·Si·　·P̈·　·S̈·　·C̈l:　:Ȧr:

K·　·Ca·

图 3-2　1~20 号元素原子的电子式

（二）电子式

用元素符号表示原子核和内层电子,并在元素符号周围用·或×表示原子最外层电子。1~20 号元素原子的电子式如图 3-2 所示。

问题 3-2:分别用原子结构示意图和电子式

表示 H、O、Na、Si 的原子核外电子的排布。

三、原子结构与元素性质的关系

最外层有 8 个电子(最外层是 K 层时,有 2 个电子)的结构是一种稳定结构,如稀有气体,它们的化学性质较稳定。元素的性质与其最外层电子数有非常密切的关系。

(一)原子半径

原子半径的大小主要取决于原子的核电荷数和核外电子层数。电子层数越多,原子的半径就越大;如果电子层数相同,则核电荷数越大的对电子的吸引力越大,半径就略有减小。

(二)元素的金属性和元素的非金属性

1. 元素的金属性　　**原子失去电子成为阳离子的趋势称为元素的金属性。**金属元素的原子最外层电子数一般少于 4 个,在化学反应中易失去最外层电子,次外层变为最外层,达到 8(或 2)个电子的稳定结构,它们具有金属性。越容易失去电子的元素,其金属性越强。

$$\underrightarrow{\text{钾(K)}\quad\text{钙(Ca)}\quad\text{钠(Na)}\quad\text{镁(Mg)}\quad\text{铝(Al)}}$$
金属性依次减弱(原子失去电子的能力依次减弱)

2. 元素的非金属性　　**原子得到电子成为阴离子的趋势称为元素的非金属性。**非金属元素的原子最外层电子数一般多于 4 个,在化学反应中易得到电子,达到 8 个电子的稳定结构,具有非金属性。越容易得到电子的元素,其非金属性越强。

$$\underrightarrow{\text{氟(F)}\quad\text{氯(Cl)}\quad\text{溴(Br)}\quad\text{碘(I)}}$$
非金属性依次减弱(原子得到电子的能力依次减弱)

第 2 节　分 子 结 构

知识回顾

　1. 原子的组成;同位素定义。
　2. 用原子结构示意图和电子式表示核外电子的排布。

原子能结合成分子,说明原子之间存在着一种相互结合的作用力,这种**分子中相邻原子间的强烈相互作用称为化学键**。不同分子中各原子间的相互作用不同,化学键是决定分子性质的主要因素。化学键可以分为以下几种类型:

$$化学键\begin{cases}离子键\\共价键\begin{cases}非极性共价键\\极性共价键(包括配位键)\end{cases}\\金属键\end{cases}$$

一、离 子 键

(一)离子键的形成

金属钠和氯气反应生成氯化钠。钠原子的最外层只有 1 个电子,容易失去这个电子,成为 8 个电子的稳定结构。氯原子最外层有 7 个电子,容易得到 1 个电子,成为 8 个电子的稳定结构。当金属钠与氯气反应时,就发生了电子的转移,钠失去一个电子给了氯原子,形成了具有稳定结构的带正电荷的钠离子(Na^+)和带负电荷的氯离子(Cl^-)。它们之间存在着静电吸引力,与此同时,两个原子的原子核之间、核外电子之间也产生排斥力,当吸引力和排斥力达到平衡时形成稳定的化学键。这种**阴、阳离子之间通过静电作用所形成的化学键,称为离子键。**

氯化钠的形成过程用电子式表示为

$$\text{Na}^{\times} + \cdot \ddot{\text{Cl}}\!: \longrightarrow \text{Na}^+\ [\,:\!\ddot{\text{Cl}}\!:\,]^-$$

活泼金属元素（K、Na、Ca、Mg 等）和活泼非金属元素（F、O、Cl 等）之间化合都能形成离子键。例如，$NaCl$、CaF_2、MgO 等都是由离子键形成的化合物。

（二）离子化合物

由离子键形成的化合物称为离子化合物。 例如，$NaCl$、CaF_2、MgO 等都是离子化合物。在离子化合物中，离子具有的电荷数就是它们的化合价。Na^+ 是 +1 价，Ca^{2+}、Mg^{2+} 是 +2 价，Cl^-、F^- 是 -1 价，O^{2-} 是 -2 价。

问题 3-3：什么是离子键？举例说明。

二、共　价　键

（一）共价键的形成

两个氢原子形成氢气分子时，由于得失电子的能力相同，电子不是由一个氢原子转移到另一个氢原子，而是在两个氢原子间形成共用电子对，同时围绕两个氢原子核运动，使每个氢原子都具有氦原子的稳定结构。这样，两个氢原子通过共用电子对结合成一个氢气分子。这种**原子间通过共用电子对所形成的化学键，称为共价键。**

氢气分子的形成过程用电子式表示为

$$H\times + \ \cdot H \longrightarrow H\overset{\times}{\cdot}H$$

非金属原子相互结合时易形成共价键。例如，H_2、Cl_2、H_2O、NH_3、CH_4 等都是由共价键形成的化合物。

（二）共价键的类型

1. 非极性共价键　由同种元素的原子形成的共价键，两个原子吸引电子的能力相同，共用电子对不偏向任何一个原子，这种共价键称为**非极性共价键，简称非极性键。** 例如，H—H 键、Cl—Cl 键和 O ═O 键都是非极性键。

2. 极性共价键　由不同种元素的原子形成的共价键，由于不同原子吸引电子的能力不同，共用电子对必然偏向吸引电子能力较强的原子一方，使其带部分负电荷，而使吸引电子能力较弱的原子带有部分正电荷，这样的共价键称为**极性共价键，简称极性键。** 例如，H—Cl 键是极性键，共用电子对偏向 Cl 原子一方，使 Cl 原子带部分负电荷，H 原子带部分正电荷。

（三）共价化合物

全部由共价键形成的化合物称为共价化合物。 例如，HCl、H_2S、H_2O、NH_3、HBr 等都是共价化合物。

在共价化合物中，元素的化合价是该元素的一个原子与其他原子间形成共用电子对的数目。共用电子对偏向的一方为负价，偏离的一方为正价。例如，HCl 中，H 为 +1 价，Cl 为 -1 价；H_2S 中，H 为 +1 价，S 为 -2 价；H_2O 中，H 为 +1 价，O 为 -2 价；NH_3 中，H 为 +1 价，N 为 -3 价；HBr 中，H 为 +1 价，Br 为 -1 价。

问题 3-4：什么是极性共价键？什么是非极性共价键？举例说明。

三、极性分子和非极性分子

分子的极性与键的极性有关，由于共价键分为极性共价键和非极性共价键，导致分子分为极性分子和非极性分子。

（一）极性分子

极性分子是指分子内正、负电荷重心不重合的分子。

（1）以极性键相结合的双原子分子都是极性分子。对异核双原子分子，由于原子吸引电子的能力不相同，因此它们的分子一定为极性分子，如 HF、NO、HI 等。

（2）由极性键形成的多原子分子中，如果分子结构不对称，各键的空间排列使分子正、负电荷重心不重合，这样的分子有极性，是极性分子，如 H_2O、NH_3 等。其中，H_2O 的比例模型和球棍模型如图3-3所示。

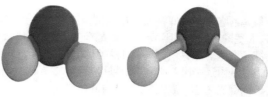

图3-3　H_2O 的比例模型和球棍模型

（二）非极性分子

非极性分子是指分子内正、负电荷重心重合的分子。

（1）以非极性键相结合的双原子分子都是非极性分子。对同核双原子分子，由于原子吸引电子的能力相同，因此它们的分子一定为非极性分子，如 O_2、H_2、I_2、N_2 等。

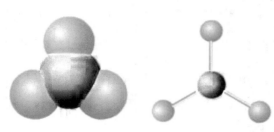

图3-4　BF_3 的比例模型和球棍模型

（2）由极性键形成的多原子分子中，如果分子结构对称，各键的空间排列使分子正、负电荷重心重合，这样的分子没有极性，是非极性分子，如 CO_2、CH_4、BF_3 等。其中，BF_3 的比例模型和球棍模型如图3-4所示。

问题3-5：举例说明，哪些双原子分子是极性分子？哪些双原子分子是非极性分子？由极性键结合的多原子分子一定是极性分子吗？

阅读材料

人体中的化学元素

构成人体的元素很多。这些元素分为常量元素（O、C、H、N、Ca、P、K、S、Na、Cl、Mg 共11种元素），占人体体重的99%以上；微量元素（F、I、Si、Cr、Cu、Mn、Fe、Co、Mo、Zn、V、Ni、Sn、Se 共14种元素），在人体内含量微小，不到体重的1%；有害微量元素（Hg、Pb、Cd、Tl、Bi 等元素），对人体有很大危害。

一、一些常量元素在人体内的生理功能

氢（H）：水及有机化合物的主要组成元素。碳（C）：有机化合物的必需组成元素。氧（O）：水及有机化合物的主要组成成分。氮（N）：氮有机化合物主要是蛋白质的必需组成成分，蛋白质是生命活动的体现者。磷（P）：存在于 ATP 等中，为生物合成与能量代谢所必需；存在于细胞膜结构中，为生命体结构所必需的元素；存在于 DNA 和 RNA 中，为生命遗传物质所必需。硫（S）：蛋白质（如毛发、指甲等处角质蛋白）的组分，组成 Fe-S 蛋白质等。钠（Na）、钾（K）和氯（Cl）：主要功能是调节体液的渗透压、电解质的平衡和酸碱平衡。钾离子也是稳定细胞内酶结构的重要辅因子。同时，钠离子、钾离子还参与神经信息的传递。钙（Ca）：骨骼、牙齿和细胞壁（植物细胞）形成时的必要结构成分（如磷灰石、碳酸钙等），钙离子还在传送激素影响、触发肌肉收缩和神经信号、诱发血液凝结和稳定蛋白质结构中起着重要作用。镁（Mg）：参与体内糖代谢及呼吸酶的活性调节，是糖代谢和呼吸不可缺少的辅因子，与乙酰辅酶 A 的形成有关；还与脂肪酸的代谢有关；在蛋白质合成时起催化作用。

二、微量元素在人体生命活动中有着十分重要的作用

1. 必需微量元素的功能　有些微量元素是身体必需的，参与人的生命活动。碘（I）：碘缺乏可影响儿童身高、体重、骨骼、肌肉的增长和性发育，碘过量可以引起中毒及发育不良。硅（Si）：人体缺硅可导致关节硬化和动脉硬化，以及其他心血管疾病。锌（Zn）：当锌缺乏时，会引起食欲减退、免疫功能低下、眼睛呆滞无神、皮肤粗糙易感染、贫血、视力下降、毛发枯燥，甚至引起肝脾肿大，从而导致发育缓慢。氟（F）：氟可预防龋齿，防止老年人的骨质疏松。过多会发生氟中毒，得"牙斑病"。钴（Co）：钴是维生素 B_{12} 的重要组成部分。钴对蛋白质、脂肪、糖类代谢、血红蛋白的合成都具有重要的作用，并可扩张血管，降低血压。钴过量可引起红细胞过多症，还可引起胃肠功能紊乱，耳聋、心肌缺血。铬（Cr）：铬可预防高血压，防止糖尿病。可协助胰岛素发挥作用，防止动脉硬化，促进蛋白质代谢合成，促进生长发育。铬含量增高，可诱发肺癌。铜（Cu）：铜与人体皮肤的弹性、润泽有密切的关系。其主要功能是参与造血过程，增强抗病能力，参与色素的形成。铜含量在体内减少时，会影响铁的吸收，导致铁的利用障碍，最终发生缺铁性贫血。锰（Mn）：锰能刺激免疫器官的细胞增殖，大大提高具有吞噬、杀菌、抑癌、溶瘤作用的巨噬细胞的生存率。人体缺锰可导致胰腺发育不全，β 细胞和胰岛素减少，而使葡萄糖的利用率、血内葡萄糖的消除率降低。硒（Se）：硒是免疫系统里抗癌的主要元素，可以直接杀伤肿瘤细胞。硒具有抗氧化，保护红细胞的功用。人体缺硒会使人体产生心、肝、肾、肌肉等组织的病变，影响视力。缺硒还能患克山病等。铁（Fe）：铁在人体内含量为 4~5g。铁在人体中的功能主要是参与血红蛋白的形成而促进造血。缺铁常常导致缺铁性贫血。

　　2. 非必需微量元素对人体的影响　有些微量元素不是身体必需的，可对身体造成伤害。例如，膳食中铝过多时，可抑制磷在胃肠道内的吸收，干扰磷的代谢。长期大量摄取可影响蛋白酶的活性，并有降低胃液分泌等现象。铝还可诱发老年性痴呆症；又如，砷化物多用于农药、医药及皮毛等工业，污染食物或错误食用可引起中毒；硼可直接通过神经系统影响人体的生物化学过程。

　　3. 有害微量元素　还有一些微量元素对身体能造成伤害。例如，铊过高易患脱发症；汞污染能使人口齿不清、步态不稳、面部痴呆、致聋致盲、全身麻木，最后精神失常，身体弯弓，高叫而死，损伤中枢神经系统。严重者合并性格改变、口腔炎症和双手震颤；铅能损坏所有体内器官，影响智力发育和骨骼发育，造成消化不良和内分泌失调，导致贫血、高血压和心律失常，破坏肾功能和免疫功能等；镉污染能使各个关节出现针刺般疼痛，轻微活动能引起多发病理骨折，最后因衰弱、疼痛而死。

　　这些看起来不起眼的元素对人的健康有着举足轻重的作用，摄入量过多过少都能引起疾病。所以人体内各种元素的含量都要保持一定的比例。

自 测 题

一、选择题

1. 决定元素种类的因素是（　　　）
   A. 核内质子数　　　　　B. 核内中子数
   C. 核外电子数　　　　　D. 核内质子数和中子数

2. 由元素的原子序数可以推测原子的（　　　）
   A. 质子数　　　　　　　B. 中子数
   C. 质量数　　　　　　　D. 相对原子质量

3. 下列属于同位素的一组微粒是（　　　）
   A. $_1^1H$ 与 $_1^1H^+$　　　　B. $_1^1H_2$ 与 $_1^2H_2$
   C. $_{17}^{35}Cl$ 与 $_{17}^{37}Cl$　　D. $_{16}^{33}S^{2-}$ 与 $_{17}^{35}Cl$

4. 对于 $_{13}^{27}A^{3+}$ 的叙述错误的是（　　　）
   A. 原子序数为 13
   B. 核电荷数为 13
   C. 离子的总电子数是 13
   D. 质量数是 27

5. 元素的金属性通常是指原子（　　　）
   A. 得到电子成为阴离子的趋势
   B. 得到电子成为阳离子的趋势
   C. 失去电子成为阴离子的趋势
   D. 失去电子成为阳离子的趋势

6. 与元素的化学性质关系最密切的因素是（　　　）
   A. 质子数　　　　　　　B. 核外电子数
   C. 电子层数　　　　　　D. 最外层电子数

7. 某元素的元素符号为 X，核电荷数为 b，中子数为 a，此元素的原子构成为（　　　）
   A. $_b^aX$　　　　　　　B. $_b^{a+b}X$
   C. $_a^{a+b}X$　　　　　　D. $_a^bX$

8. 下列各元素原子中，最外层电子数不是电子层数 2 倍的是（　　　）
   A. S　　　　　　　　　B. He
   C. P　　　　　　　　　D. C

9. 下列叙述正确的是（　　　）
   A. 共价化合物中可能存在离子键
   B. 离子化合物中可能存在共价键
   C. 含极性键的分子一定是极性分子
   D. 非极性分子中一定存在非极性键

10. 下列化合物中含有极性键的非极性分子是（　　　）
    A. H_2O　　　　　　　B. CO_2
    C. HCl　　　　　　　D. NH_3

二、填空题

1. 原子核是由带正电的_____和不带电的_____组成。原子核外的电子数与核内_____数相等，所以整个原子呈电中性。

2. 在同一元素中_____数相同而_____数不相同的原子互称为同位素。同位素按它们的性质可以分为_____同位素和_____同位素。例如，$_{53}^{131}I$ 能放出 β 射线和 γ 射线，用于测定甲状腺功能，它与稳定性同位素 $_{53}^{127}I$ 比，原子核内相差_____个_____。

3. 在 $_6^{12}C$、$_6^{13}C$、$_{11}^{23}Na$、$_{13}^{27}Al$、$_{16}^{32}S$、$_{16}^{33}S$、$_{16}^{34}S$、$_{16}^{36}S$ 8 种微粒中，有_____种原子，_____种元素；其中元素_____、_____有同位素，分别有_____、_____种同位素。

4. 某一价负离子 $_n^mX^-$ 为质量数为 35 的 17 号元素，则

$m=$ _____ ，$n=$ _____ ，中子数是 _____ ，核外电子数是 _____ 。

5. 填表：

微粒符号	质子数	中子数	核外电子数	质量数
Na				
Al^{3+}				

6. 在 KBr、MgO、H_2O、CO_2、Cl_2、N_2 中，_____ 是离子化合物，_____ 是共价化合物，_____ 是极性分子，_____ 是非极性分子，_____ 是由极性键形成的非极性分子。

三、简答题

1. 写出碳、氮、氯、镁的原子结构示意图和电子式。

2. "钠原子失去 1 个电子后，成为氖原子的结构，就变成了氖原子"，这种说法对吗？为什么？

（李　颖）

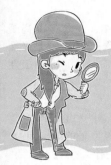
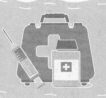

第4章
电解质溶液

电解质是一类重要的化学物质,广泛存在于日常生活、化学工业及医学等领域,并与生命活动密切相关。它们常以离子形式(如 Na^+、K^+、Ca^{2+}、Mg^{2+}、Fe^{2+}、Zn^{2+}、Cl^-、HCO_3^-、CO_3^{2-}、HPO_4^{2-}、$H_2PO_4^-$、SO_4^{2-}等)存在于人的体液和组织液中,这些离子是维持体液平衡、酸碱平衡的重要成分,其含量与人体的许多生理及病理现象有着密切的关系。因此,掌握各类电解质溶液的特性及其变化规律对学好医学专业知识至关重要。

第1节　弱电解质的电离平衡

知识回顾

在溶液中,电离时产生的阳离子完全是氢离子的化合物称为酸;电离时产生的阴离子完全是氢氧根离子的化合物称为碱;电离出的阳离子是金属离子或铵根离子、阴离子是酸根离子的化合物称为盐。

一、强电解质和弱电解质

金属能够导电,而许多化合物溶解在水中也有不同程度的导电性,有的化合物在熔融状态下也能导电。

在水溶液或熔融状态下能导电的化合物称为电解质。 酸、碱、盐都是电解质,如氢氧化钠、盐酸、氯化钠等,它们的水溶液称为电解质溶液。

在水溶液和熔融状态下都不能导电的化合物称为非电解质。 大多数的有机化合物是非电解质,如葡萄糖、蔗糖、乙醇等。

电解质在水溶液中为什么能够导电呢?我们知道电流是由带电粒子按一定方向移动而形成的,因此能导电的物质必须具有能自由移动的带电粒子。例如,氯化钠溶于水时,在水分子的作用下,阴、阳离子脱离晶体表面扩散到溶液中,形成能够自由移动的阴、阳离子,即氯离子(Cl^-)和钠离子(Na^+),我们把这个过程称为电离,如图4-1所示。

这个过程可用电离方程式表示:

$$NaCl =\!=\!= Na^+ + Cl^-$$

再如盐酸(氯化氢的水溶液),氯化氢分子中的氢原子和氯原子之间是以共价键结合,但共用电子对强烈地偏向氯原子,使氢原子一端带部分正电荷,氯原子一端带部分负电荷,在水分子的作用下,形成了氢离子(H^+)和氯离子(Cl^-),如图4-2所示。

盐酸的电离方程式为

$$HCl =\!=\!= H^+ + Cl^-$$

在电解质溶液中,当插上电极接通电源时,自由移动的阴、阳离子就分别向电性相反的电极移动。阴离子不断地在正极上失电子,阳离子不断地在负极上得电子,而形成电流。由此可以看出,电解质溶液导电依靠的是自由移动的阴、阳离子,而金属导电依靠的是自由移动的电子。

问题4-1:"氯化钠溶液和金属(如铝和铜等)均能导电,因此它们都是电解质"这种说法正确吗?
不同的电解质溶液导电能力是否相同呢?我们可以通过下面的演示实验找出答案。

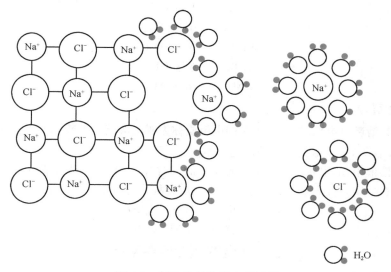

图 4-1　氯化钠晶体的电离过程

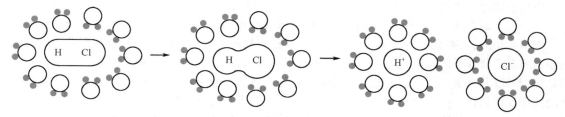

图 4-2　氯化氢的电离过程

【演示实验 4-1】　在图 4-3 中的 5 个烧杯中分别盛有等体积的 0.1mol/L 氢氧化钠溶液、盐酸、氯化钠溶液、氨水和乙酸溶液，插入电极，接通电源。注意观察灯泡的明亮程度。

通过上述实验可发现，这些灯泡的明亮程度明显不同。盐酸、氢氧化钠溶液、氯化钠溶液所连电路上的灯泡较亮，而氨水和乙酸溶液所连电路上的灯泡却较暗。这说明在相同体积和浓度条件下，不同电解质的导电能力不同。电解质溶液导电能力的强弱

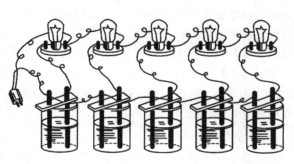

氢氧化钠溶液　盐酸　氯化钠溶液　氨水　乙酸溶液

图 4-3　几种电解质溶液的导电实验

与单位体积溶液里自由移动的离子的多少有关，即与离子浓度的大小有关。单位体积溶液中自由移动的离子数目越多，离子浓度越大，溶液的导电能力就越强，相反，导电能力就越弱。而溶液中离子数目的多少是由电解质的电离程度决定的。根据电解质导电能力强弱或者电离程度的大小不同，可将电解质分为强电解质和弱电解质。

（一）强电解质

在水溶液中能完全电离成阴、阳离子的电解质称为强电解质。 强酸（如 HCl、H_2SO_4、HNO_3 等）、强碱（如 $NaOH$、KOH 等）和大多数盐类（如 $NaCl$、Na_2SO_4、KNO_3 等）都是强电解质。

强电解质的电离是不可逆的、单向性的，其电离方程式通常用"＝＝＝"表示。例如：

$$HCl \Longrightarrow H^+ + Cl^-$$

$$HNO_3 \Longrightarrow H^+ + NO_3^-$$

$$NaOH \Longrightarrow Na^+ + OH^-$$

$$KOH \Longrightarrow K^+ + OH^-$$

$$KNO_3 \Longrightarrow K^+ + NO_3^-$$

（二）弱电解质

在水溶液中只能部分电离成阴、阳离子的电解质称为弱电解质。弱酸（如 CH_3COOH、H_2CO_3 等）、弱碱（如 $NH_3 \cdot H_2O$ 等）和少数的盐类是弱电解质。

在弱电解质溶液中，弱电解质分子电离成离子的同时，离子又相互结合成分子，其电离过程是可逆的、双向性的，在一定条件下可达到动态平衡。电离方程式通常用"$\Longrightarrow$"表示。例如：

$$CH_3COOH \Longrightarrow H^+ + CH_3COO^-$$

$$NH_3 \cdot H_2O \Longrightarrow NH_4^+ + OH^-$$

二、弱电解质的电离平衡

（一）电离平衡

弱电解质的电离过程是可逆的。例如，乙酸是弱电解质，在水溶液中存在下列电离平衡：

$$CH_3COOH \Longrightarrow CH_3COO^- + H^+$$

电离开始时，主要是乙酸分子电离成氢离子和乙酸根离子，电离速率较快，此过程称为电离的正过程。随着乙酸分子的电离，溶液中的离子浓度不断增大，乙酸分子浓度逐渐降低，因而电离速率逐渐减慢；与此同时，氢离子和乙酸根离子的浓度随着乙酸的不断电离而逐渐增大，它们结合成乙酸分子的速率逐渐加快，此过程称为电离的逆过程。在一定温度下，当电离的正过程和逆过程的速率相等时，乙酸分子、乙酸根离子和氢离子的浓度不再随时间而改变，整个体系达到平衡状态。

在一定条件下，弱电解质分子电离成离子的速率和离子重新结合成弱电解质分子的速率相等时的状态称为弱电解质的电离平衡状态，简称电离平衡。电离平衡是动态的平衡，微观上电离的正过程和逆过程仍在不断地进行，宏观上未电离的分子浓度和已电离出来的离子的浓度不再改变。

电离平衡是化学平衡的一种类型，符合化学平衡移动规律。例如，在乙酸的电离平衡中，当增加弱电解质乙酸分子 CH_3COOH 的浓度时，平衡被破坏，向右移动，有利于弱电解质电离的离子 CH_3COO^- 和 H^+ 的形成，促进弱电解质的电离；当增加弱电解质电离的离子 CH_3COO^- 或 H^+ 的浓度时，平衡被破坏，向左移动，有利于弱电解质分子 CH_3COOH 的形成，抑制弱电解质的电离。

（二）电离度

不同的弱电解质在水溶液里的电离程度是不同的，有的电离程度大，有的电离程度小。弱电解质电离程度的大小可用电离度来表示，电离度是衡量电解质电离程度的一个依据。**电离度是指在一定温度下，当弱电解质在溶液中达到电离平衡时，已电离的弱电解质分子数占电解质分子总数（包括已电离的和未电离的）的百分数。**电离度通常用符号 α 表示。

$$\alpha = \frac{\text{已电离的弱电解质的分子数}}{\text{弱电解质的分子总数}} \times 100\%$$

例如，在 25℃ 时，$0.1mol/L$ 乙酸溶液中，每 10000 个乙酸分子中有 132 个分子电离成离子，此时乙酸的电离度为

$$\alpha = \frac{132}{10000} \times 100\% = 1.32\%$$

弱电解质电离度的大小主要取决于电解质的本性，同时也与弱电解质的浓度和温度有关。所以，表示弱电解质的电离度时必须指明溶液的浓度和温度。几种常见的弱电解质的电离度见表 4-1。

表 4-1　几种弱电解质的电离度(25℃时,0.1mol/L)

电解质	分子式	电离度(%)	电解质	分子式	电离度(%)
乙酸	CH_3COOH	1.32	氢硫酸	H_2S	0.07
碳酸	H_2CO_3	0.17	氨水	$NH_3 \cdot H_2O$	1.33

　　强电解质在溶液中完全电离,从理论上讲电离度应该是 100%,但通过实验证明,强电解质在溶液中的电离度都小于 100%。例如,HCl 的电离度为 92%;H_2SO_4 的电离度为 61%;NaOH 的电离度为 91%;$ZnSO_4$ 的电离度为 40% 等。这是因为在强电解质溶液中,由于强电解质完全电离,溶液中离子浓度很大,离子间的静电作用使之相互吸引、相互牵制,导致离子不能完全自由运动,因此通过实验仪器测得的强电解质的电离度小于 100%。这种电离度并不能表示强电解质的真实电离情况,只反映了强电解质溶液中阴、阳离子间相互作用的强弱。所以把实验测得的这种强电解质的电离度称为表观电离度。

　　问题 4-2:在其他条件不变的情况下,当某弱电解质溶液达到电离平衡时,其表现为(　　)。

　　A. 电离不再进行　　　　　　B. 电离正、逆过程的速率相等,不再改变

　　C. 离子的数量不改变　　　　D. 分子的浓度不再改变

　　问题 4-3:写出下列物质在水中的电离方程式。

$$HNO_3 \text{、} KOH \text{、} Ba(OH)_2 \text{、} ZnSO_4 \text{、} NH_3 \cdot H_2O$$

三、同离子效应

　　弱电解质的电离平衡与其他化学平衡一样,也是动态平衡,当外界条件不变时,电离平衡保持不变;当外界条件发生变化时,电离平衡就会发生移动。例如,在氨水中存在下列电离平衡:

$$NH_3 \cdot H_2O \Longrightarrow NH_4^+ + OH^-$$

　　达到平衡时,溶液里[$NH_3 \cdot H_2O$]、[NH_4^+]和[OH^-]不再变化。当外界条件(如浓度)改变时,电离平衡则会发生移动。如果向溶液中加入少量盐酸,盐酸电离产生的 H^+ 与溶液中的 OH^- 结合成难电离的水分子($H^+ + OH^- \Longrightarrow H_2O$),使 OH^- 浓度减小,电离的正过程加强,电离平衡向右移动,即向氨水电离的方向移动,使氨水的电离度增大。同样,若在氨水中分别加入少量氢氧化钠或氯化铵,氨水的电离平衡也将发生改变。

　　【演示实验 4-2】　取试管一支,加入 1mol/L 氨水 6ml,酚酞试液 1 滴,振摇混匀后分装到两支试管中,向其中的一支试管中加入少量氯化铵固体,振摇使之溶解,观察两支试管的颜色变化(氯化铵对氨水的同离子效应见实验彩图 4-2)。

　　实验结果表明,在氨水中滴加酚酞,溶液因呈碱性而显红色,加入固体氯化铵后,溶液红色变浅,说明氨水溶液的碱性减弱,即 OH^- 浓度减小。这是由于氯化铵是强电解质,在溶液中完全电离,导致溶液中 NH_4^+ 浓度增大、氨水电离的逆过程加强,电离平衡向左移动,即向生成氨水的方向移动,从而降低了氨水的电离度,溶液中的 OH^- 浓度随之减小,碱性减弱。这一过程可表示如下:

$$NH_3 \cdot H_2O \Longrightarrow OH^- + NH_4^+$$

$$NH_4Cl \Longrightarrow Cl^- + NH_4^+$$

　　同理,向氨水中加入氢氧化钠,电离度也会降低。

　　在弱电解质溶液中加入与弱电解质具有相同离子的强电解质,使弱电解质电离度减小的现象,称为同离子效应。

　　同离子效应是弱电解质的电离平衡受浓度影响的具体表现。

　　问题 4-4:在乙酸溶液中,分别加入盐酸、氢氧化钠、乙酸钠,乙酸的电离平衡向哪个方向移动?其中哪一种物质能产生同离子效应?

第 2 节 溶液的酸碱性

知识回顾

1. 弱电解质在水中发生部分电离生成阴、阳离子,并建立电离平衡,通常用"$\rightleftharpoons$"表示电离方程式。

2. 石蕊试液遇酸变红色,遇碱变蓝色;酚酞试液遇酸不变色,遇碱变红色。

人们通常认为纯水是不导电的,但用精密仪器进行实验测定时,发现水也有微弱的导电性,说明水是极弱的电解质,也能发生电离。因此,要讨论溶液的酸碱性,首先要了解水的电离情况。

一、水 的 电 离

水是极弱的电解质,能电离出少量的 H^+ 和 OH^-,它的电离方程式是

$$H_2O \rightleftharpoons H^+ + OH^-$$

根据实验精密测定,25℃达到电离平衡时,1L 纯水(约为 55.55mol/L)仅有 10^{-7}mol 水分子电离,因此纯水中 $[H^+]$ 和 $[OH^-]$ 均为 10^{-7}mol/L,两者的乘积是一个常数,用 K_w 表示。

25℃时,$K_w = [H^+][OH^-] = 10^{-7} \times 10^{-7} = 1 \times 10^{-14}$。

K_w 就是在一定温度下,在水中或以水为溶剂的溶液中,当水的电离达到平衡时,$[H^+]$ 和 $[OH^-]$ 的乘积。K_w 是一个常数,称为水的离子积常数,简称水的离子积。

由于水的电离平衡的存在,因此无论是在纯水中,还是在任何酸性、碱性、中性水溶液中都存在 H^+ 和 OH^-,并且 $[H^+]$ 和 $[OH^-]$ 的乘积在一定温度下是一个常数,室温时均为 1×10^{-14}。

二、溶液的酸碱性和溶液的 pH

(一) 溶液的酸碱性和 H^+ 浓度的关系

常温下,在纯水中 $[H^+]$ 和 $[OH^-]$ 相等,都是 10^{-7}mol/L,所以纯水既不显酸性也不显碱性,它是中性的。

如果向纯水中加酸,由于 $[H^+]$ 的增大,水的电离平衡向左移动,当达到新的平衡时,溶液中 $[H^+] > [OH^-]$,即 $[H^+] > 10^{-7}$mol/L,$[OH^-] < 10^{-7}$mol/L,溶液呈酸性。

如果向纯水中加碱,由于 $[OH^-]$ 的增大,水的电离平衡也向左移动,当达到新的平衡时,溶液中 $[OH^-] > [H^+]$,即 $[OH^-] > 10^{-7}$mol/L,$[H^+] < 10^{-7}$mol/L,溶液呈碱性。

综上所述,溶液的酸碱性与 $[H^+]$ 和 $[OH^-]$ 的关系可表示为

中性溶液　　　　　　　$[H^+] = [OH^-] = 1 \times 10^{-7}$mol/L

酸性溶液　　　　　　　$[H^+] > 1 \times 10^{-7}$mol/L$> [OH^-]$

碱性溶液　　　　　　　$[H^+] < 1 \times 10^{-7}$mol/L$< [OH^-]$

由此可见,在任何水溶液中由于都存在着水的电离平衡,因此 H^+ 和 OH^- 永远是共存的,且二者浓度的乘积是一个常数。溶液的酸碱性取决于溶液中 H^+ 和 OH^- 浓度的相对大小。当 $[H^+] > [OH^-]$ 时,溶液显酸性;当 $[OH^-] > [H^+]$ 时,溶液显碱性;当 $[H^+] = [OH^-]$ 时,溶液显中性。并且 $[H^+]$ 越大,溶液的酸性越强;$[OH^-]$ 越大,溶液的碱性越强。

溶液的酸碱性可用 $[H^+]$ 或 $[OH^-]$ 来表示,习惯上常用 $[H^+]$ 表示。但当溶液里的 $[H^+]$ 很小时,如血浆中 $[H^+] = 3.98 \times 10^{-8}$mol/L,用 $[H^+]$ 表示溶液的酸碱性就很不方便,此时可采用 pH 来表示溶液的酸碱性。

(二) 溶液的 pH

pH 就是溶液中氢离子浓度的负对数。其数学表达式为

$$pH = -\lg[H^+]$$

例如,纯水中$[H^+]=1\times10^{-7}$mol/L,则纯水的 pH$=-\lg(1\times10^{-7})=7$;某酸性溶液中$[H^+]=1\times10^{-2}$mol/L,则溶液的 pH$=-\lg(1\times10^{-2})=2$;某碱性溶液$[H^+]=1\times10^{-11}$mol/L,则溶液的 pH$=-\lg(1\times10^{-11})=11$。

根据水的离子积和 pH 数学表达式可得出溶液的酸碱性与$[H^+]$、pH 的关系。

中性溶液　　　　　$[H^+]=[OH^-]=1\times10^{-7}$mol/L　　pH$=7$

酸性溶液　　　　　$[H^+]>1\times10^{-7}$mol/L$>[OH^-]$　　pH<7

碱性溶液　　　　　$[H^+]<1\times10^{-7}$mol/L$<[OH^-]$　　pH>7

综上所述,可得出如下结论:

(1)$[H^+]$越大,pH 越小,溶液的酸性越强;$[H^+]$越小,pH 越大,溶液的碱性越强。

(2)溶液的 pH 相差一个单位,$[H^+]$相差 l0 倍。如果相差 n 个单位,则$[H^+]$相差 10^n 倍。例如,pH$=3$ 的溶液的$[H^+]$是 pH$=5$ 的溶液的$[H^+]$的 10^2 倍,即 100 倍。

$[H^+]$和 pH 的对应关系见表 4-2。

表 4-2　$[H^+]$和 pH 的对应关系

$[H^+]$	10^0	10^{-1}	10^{-2}	10^{-3}	10^{-4}	10^{-5}	10^{-6}	10^{-7}	10^{-8}	10^{-9}	10^{-10}	10^{-11}	10^{-12}	10^{-13}	10^{-14}
pH	0	1	2	3	4	5	6	7	8	9	10	11	12	13	14

当溶液中$[H^+]$大于 lmol/L 时,pH<0,一般不用 pH 而是直接用$[H^+]$来表示溶液的酸性;pH>14 时,直接用$[OH^-]$表示溶液的碱性。

pH 不仅在化学上很重要,在医学和生物学上也非常重要。例如,生物体内的一些生物化学变化只能在一定的 pH 范围内才能正常进行;生物催化剂——酶也只能在一定的 pH 范围内才有活性,否则会降低或失去活性。正常人血液的 pH 维持在 7.35~7.45。临床上把血液的 pH<7.35 时称为**酸中毒**,pH>7.45 时称为**碱中毒**。无论是酸中毒还是碱中毒,都会引起严重后果,必须采取适当的措施加以纠正。静脉输液时溶液的 pH 最好与血液的 pH 相差不大,以免引起血液 pH 的改变。

知识拓展 溶液酸碱性与生命活动的关系

(1)人的体液有一定的酸碱度。血液、组织液和细胞内液的酸碱度都接近中性,而且变化极小。

(2)胃液的 pH 为 0.9~1.5,在这样的环境中铁屑都可被溶解,但胃本身却能安然无恙。因为胃里有一层"黏液屏障",它是由黏液细胞和上皮细胞分泌出的一种胶冻状黏液,在胃黏膜表面构成一层保护膜,用来保护胃,防止胃酸对其本身的腐蚀及胃蛋白酶对胃本身的消化,还能防止粗糙的食物对胃的机械性损伤。

(3)大多数农作物适宜在接近中性(pH 为 6.5~7.5)的土壤中生长,在改良酸性土壤时,我们一般是使用熟石灰来调节其酸碱度。

(4)雨水一般略呈酸性(由于空气中的二氧化碳溶解在雨水中),人们一般把 pH 小于 5.6 的雨水称为酸雨。

(三)溶液 pH 的计算

先计算出溶液的$[H^+]$,再根据公式 pH$=-\lg[H^+]$求出溶液的 pH。

1. 强酸溶液　可以直接利用公式 pH$=-\lg[H^+]$计算。

例 4-1:求 0.001mol/L HCl 溶液的 pH。

解:因为 HCl 是一元强酸,是强电解质,在水溶液中全部电离,所以:

$$[H^+]=c_{HCl}=0.001mol/L=1\times10^{-3}mol/L$$

$$pH=-\lg[H^+]=-\lg(1\times10^{-3})=-(0-3)=3$$

答:0.001mol/L HCl 溶液的 pH 为 3。

2. **强碱溶液**　可以先利用公式 $K_w = [H^+][OH^-] = 1×10^{-14}$ 计算出 $[H^+]$，再根据公式 $pH = -lg[H^+]$ 计算溶液的 pH。

例 4-2：求 0.05mol/L Ba(OH)$_2$ 溶液的 pH。

解：因为 Ba(OH)$_2$ 是二元强碱，是强电解质，在水溶液中全部电离：

$$Ba(OH)_2 \Longrightarrow Ba^+ + 2OH^-$$

所以

$$[OH^-] = 2c_{Ba(OH)_2} = 2×0.05mol/L = 1×10^{-1}mol/L$$

$$[H^+] = \frac{K_w}{[OH^-]} = \frac{1×10^{-14}}{1×10^{-1}} = 1×10^{-13}mol/L$$

$$pH = -lg[H^+] = -lg(1×10^{-13}) = -(0-13) = 13$$

答：0.05mol/L Ba(OH)$_2$ 溶液的 pH 为 13。

问题 4-5：求 0.001mol/L NaOH 溶液中的 $[H^+]$ 和溶液的 pH。

三、酸碱指示剂

酸碱指示剂是在不同的 pH 溶液中显示不同颜色的化合物，如石蕊、酚酞等。它们大多为有机弱酸或有机弱碱，在水中的存在形式包括分子和离子，因其分子和离子结构不同而显示不同的颜色。因此在不同的 pH 溶液中，指示剂的主要存在形式不同，所呈现的颜色不同。例如，指示剂酚酞的电离方程式是

$$HIn \rightleftharpoons H^+ + In^-$$
酚酞分子(无色)　　　　　　　　　酚酞离子(红色)

当 pH≤8.0 时酚酞为无色，当 pH≥10.0 时为红色，当 pH 为 8.0~10.0 时呈中间色粉红色。

我们把指示剂由一种颜色过渡到另一种颜色时溶液 pH 的变化范围，称为指示剂的变色范围。常见酸碱指示剂的名称、pH 变色范围和颜色变化见表 4-3。

表 4-3　酸碱指示剂的名称、pH 变色范围和颜色变化

名称	pH 变化范围	颜色变化
酚酞	8.0~10.0	无色~红色
石蕊	5.0~8.0	红色~蓝色
甲基橙	3.1~4.4	红色~黄色

酸碱指示剂可以粗略测出溶液的 pH。例如，溶液中加入石蕊后若呈红色，则溶液的 pH 小于5.0；若呈蓝色，则溶液的 pH 大于 8.0；若呈紫色，则溶液的 pH 为 5.0~8.0。在实际工作中，常用几种酸碱指示剂的混合液配成混合指示剂，使其在不同的 pH 溶液中呈现出不同的颜色，根据这些不同颜色制成比色卡；同时将干净中性的滤纸浸入混合指示剂中，取出晾干，制成 pH 试纸。测定时，取 pH 试纸一片，加一滴被测溶液于 pH 试纸上，将呈现的颜色和标准比色卡对照即能测出溶液的近似 pH。要准确测定溶液的 pH，则要用酸度计。

第 3 节　盐　的　水　解

知识回顾

1. 溶液的酸碱性取决于溶液的 H^+ 和 OH^- 浓度的相对大小。当 $[H^+] > [OH^-]$ 时，溶液显酸性；当 $[OH^-] > [H^+]$ 时，溶液显碱性；当 $[H^+] = [OH^-]$ 时，溶液显中性。

2. HCl、H_2SO_4、HNO_3 是强酸，$NaOH$、KOH、$Ba(OH)_2$ 是强碱；常见的弱酸有 CH_3COOH、H_2CO_3 等，常见的弱碱有 $NH_3·H_2O$ 等。

一、盐的水解概念

通过对溶液的酸碱性的学习,可以知道:酸的水溶液显酸性,碱的水溶液显碱性。对于盐的水溶液,全部呈现中性吗?

【演示实验 4-3】　在白瓷点滴板的四个凹穴中各放入一片广泛 pH 试纸,分别滴加 1 滴 0.1mol/L 的乙酸钠、氯化铵、乙酸铵、氯化钠溶液,然后与标准比色卡对照,分别测定其水溶液的近似 pH。将测定结果填入表 4-4。

表 4-4　四种盐溶液的近似 pH

盐溶液	对应的酸和碱	盐的类型	pH
乙酸钠	乙酸和氢氧化钠	强碱弱酸盐	9
氯化铵	盐酸和氨水	强酸弱碱盐	5
乙酸铵	乙酸和氨水	弱酸弱碱盐	7
氯化钠	盐酸和氢氧化钠	强酸强碱盐	7

实验结果表明,乙酸钠溶液显碱性,氯化铵溶液显酸性,乙酸铵溶液、氯化钠溶液显中性。

在乙酸钠、氯化铵、乙酸铵、氯化钠这些电解质中,既不含 H^+,也不含 OH^-,为什么会显示不同的酸碱性呢?以乙酸钠和氯化钠为例说明。

在乙酸钠溶液中,CH_3COONa 是强电解质,在水溶液中全部电离成 CH_3COO^- 和 Na^+,水是极弱的电解质,能电离出极少量的 H^+ 和 OH^-。在 CH_3COONa 溶液中,由于 CH_3COO^- 和水电离出来的 H^+ 结合生成弱电解质 CH_3COOH,降低了溶液中 H^+ 的浓度,从而破坏了水的电离平衡,使水的电离平衡向右移动,导致 OH^- 浓度相对增大。当建立新的平衡时,溶液中 $[OH^-]>[H^+]$,pH>7,所以 CH_3COONa 溶液显碱性。

CH_3COONa 水解的化学方程式是

$$CH_3COONa + H_2O \rightleftharpoons CH_3COOH + NaOH$$

CH_3COONa 水解的离子方程式是

$$CH_3COO^- + H_2O \rightleftharpoons CH_3COOH + OH^-$$

CH_3COONa 属于强碱弱酸盐,这类盐水解的实质是弱酸根离子与水电离出的 H^+ 结合生成弱酸,使溶液中 OH^- 浓度相对增大,因而它们的水溶液都呈碱性。

在氯化钠溶液中,NaCl 是强电解质,在溶液中电离生成的 Na^+ 和 Cl^- 不能与水电离出来的 OH^- 和 H^+ 结合生成弱电解质,因而不影响水的电离平衡,溶液中的 $[H^+]=[OH^-]$,pH=7,所以 NaCl 不发生水解反应,其溶液显中性。

综上所述,盐溶于水后,电离产生的阴离子或阳离子有的会与水电离产生的 H^+ 或 OH^- 反应生成弱酸或弱碱,从而破坏了水的电离平衡,使纯水中 $[H^+]=[OH^-]$ 的状态发生改变,溶液呈碱性或酸性;有的则不发生反应,不使水中 $[H^+]=[OH^-]$ 的状态发生改变,溶液呈中性。所以不同的盐溶液显示不同的酸碱性。

盐在水溶液中电离出的离子与水电离出的 H^+ 或 OH^- 结合生成弱电解质的反应称为盐的水解。盐的水解与生成该盐所需的酸和碱的强弱有很大关系,现以不同类型的盐为例说明盐的水解情况。

二、盐类水解的主要类型

(一) 强碱弱酸盐

由上述演示实验得知,CH_3COONa 溶液显碱性。经大量实验证明,**强碱和弱酸所形成的盐能水解,其水溶液显碱性。**Na_2CO_3、$NaHCO_3$、Na_3PO_4、K_2S 等都属于这种类型。

（二）强酸弱碱盐

由上述演示实验得知，NH_4Cl 溶液显酸性。经大量实验证明，**强酸和弱碱所形成的盐能水解，其水溶液显酸性**。NH_4NO_3、$FeCl_3$、$AlCl_3$ 等都属于这种类型。

（三）弱酸弱碱盐

由上述演示实验得知，CH_3COONH_4 溶液显中性。经大量实验证明，**弱酸和弱碱所形成的盐能水解，其水溶液近中性**。$(NH_4)_2CO_3$、$(NH_4)_2S$ 等都属于这种类型。

强酸强碱盐不水解，其溶液显中性，如 $NaCl$、K_2SO_4 等。

三、盐类水解的意义

盐类水解在医药上的应用非常广泛，具有重要意义。例如，临床上纠正酸中毒或治疗胃酸过多时使用乳酸钠（$NaC_3H_5O_2$）或 $NaHCO_3$，就是利用其水解后显碱性的原理；治疗碱中毒时使用 NH_4Cl，是利用其水解后显酸性的原理。

在某些情况下，盐类水解也会带来不利的影响。例如，有的药物与潮湿的空气接触，可以因水解而变质。对于易水解的药物，在制剂时通常制成片剂或胶囊剂等。若需制成注射剂，则考虑制成粉针剂，使用前加注射用水溶解。对于易水解的药物，在储存时应密闭保存在干燥处。

第4节 缓冲溶液

知识回顾

1. 正常人体血液的 pH 为 7.35~7.45。
2. $CH_3COOH \rightleftharpoons CH_3COO^- + H^+$
   $CH_3COONa \rightleftharpoons CH_3COO^- + Na^+$

许多化学反应往往都需要在一定的 pH 条件下才能正常进行。例如，生物体内在生理变化过程中起重要作用的酶必须在特定的 pH 条件下才能发挥有效的作用，pH 稍有偏离，酶的活性就会大大降低，甚至丧失。生物体在代谢过程中不断产生酸和碱，但是人体内各种体液都能把自身的 pH 维持在一定的范围内。例如，人体血液的 pH 始终维持为 7.35~7.45，若持续偏离将导致代谢紊乱，严重时甚至会危及生命造成死亡。因此，如何控制溶液的酸碱性，保持溶液的 pH 相对稳定，在化学和医学上都具有十分重要的意义。

一、缓冲作用和缓冲溶液

人们在长期的实验中证明，在纯水或 $NaCl$ 等溶液中加入少量的 HCl 溶液或 $NaOH$ 溶液时，pH 改变很大，而在 CH_3COOH 和 CH_3COONa 的混合溶液中加入少量的 HCl 溶液或 $NaOH$ 溶液时，pH 改变很小，可以说几乎不发生变化，说明 CH_3COOH 和 CH_3COONa 的混合溶液具有抵抗外加少量酸和少量碱的能力。像这种**能抵抗外来的少量酸或少量碱而保持溶液的 pH 几乎不变的作用称为缓冲作用。具有缓冲作用的溶液称为缓冲溶液**。

二、缓冲溶液的组成

缓冲溶液之所以具有缓冲作用，是因为溶液里通常含有两种成分：一种是能与外加的酸作用的成分，称为**抗酸成分**；另一种是能与外加的碱作用的成分，称为**抗碱成分**。两种成分之间存在着化学平衡，通常把这两种成分称为**缓冲对或缓冲系**。缓冲对或缓冲系主要分为三种类型。

（一）弱酸及其对应的盐

例如：

弱酸（抗碱成分）	对应的盐（抗酸成分）
CH_3COOH	CH_3COONa
H_2CO_3	$NaHCO_3$

（二）弱碱及其对应的盐

例如：　　　　　　　　　弱碱（抗酸成分）　　　对应的盐（抗碱成分）

$NH_3 \cdot H_2O$　　　　　　　NH_4Cl

（三）多元酸的酸式盐及其对应的次级盐

例如：　　　　　多元酸的酸式盐（抗碱成分）　　对应的次级盐（抗酸成分）

$NaHCO_3$　　　　　　　　　Na_2CO_3

NaH_2PO_4　　　　　　　　Na_2HPO_4

Na_2HPO_4　　　　　　　　Na_3PO_4

三、缓冲作用原理

缓冲溶液为什么能抵抗外加的少量酸或少量碱，而保持溶液的 pH 几乎不变呢？现以 CH_3COOH 和 CH_3COONa 组成的缓冲溶液为例来说明缓冲作用原理。

在 CH_3COOH 和 CH_3COONa 组成的缓冲溶液中，由于 CH_3COOH 是弱电解质，电离度很小，仅有少量的 CH_3COOH 分子电离成 H^+ 和 CH_3COO^-；而 CH_3COONa 是强电解质，在水溶液中完全电离成 Na^+ 和 CH_3COO^-。它们的电离方程式如下：

$$CH_3COOH \rightleftharpoons CH_3COO^- + H^+$$
$$CH_3COONa \rightleftharpoons CH_3COO^- + Na^+$$

从电离方程式中可以看出，因 CH_3COO^- 的同离子效应，CH_3COOH 的电离度变得更小，因而 CH_3COOH 几乎完全以分子状态存在于溶液中，所以溶液中 CH_3COOH 的浓度都较大。而 CH_3COO^- 主要来源于强电解质 CH_3COONa 的完全电离，故其在溶液中浓度也较大。

1. 向溶液中加入少量的酸（H^+）　溶液中大量的 CH_3COO^- 和外加的少量 H^+ 结合生成难电离的 CH_3COOH，将外来的少量酸中的 H^+ 几乎全部耗尽，使 CH_3COOH 的电离平衡向左移动。当建立新的平衡时，溶液中的 CH_3COOH 浓度略有增加，CH_3COO^- 浓度略有减少，但 H^+ 的浓度几乎没有因外来强酸的加入而增加，所以溶液的 pH 几乎不变。抗酸的离子方程式是

$$CH_3COO^- + H^+（外加）\rightleftharpoons CH_3COOH$$

在这个过程中，CH_3COO^- 起到了对抗外来 H^+ 的作用，由于 CH_3COO^- 主要来自于 CH_3COONa，因此 CH_3COONa 是抗酸成分。

2. 向溶液中加入少量的碱（OH^-）　溶液中的 H^+ 和外加的 OH^- 结合生成 H_2O，破坏了 CH_3COOH 的电离平衡，使电离平衡向右移动，致使溶液中大量的 CH_3COOH 中的一部分进一步电离出 H^+ 和外加的 OH^- 结合，同时也弥补溶液中的 H^+ 因外来碱的加入导致的减少。当建立新的平衡时，溶液中 CH_3COOH 的浓度略有减少，CH_3COO^- 的浓度略有增加，但 H^+ 的浓度几乎没有因碱（OH^-）的加入而减少，所以溶液的 pH 几乎不变。抗碱的离子方程式是

$$CH_3COOH + OH^-（外加）\rightleftharpoons CH_3COO^- + H_2O$$

在这个过程中，CH_3COOH 电离出的 H^+ 起到了对抗外来 OH^- 的作用，因此 CH_3COOH 是抗碱成分。其他类型的缓冲溶液的作用原理与上述作用原理基本相同。

应当注意的是，当向缓冲溶液中加入的酸或碱的量过多时，溶液中的抗碱成分和抗酸成分就会全部耗尽，缓冲溶液就会失去缓冲作用，因此，缓冲溶液的缓冲能力是有限度的。适当增大缓冲溶液中缓冲对的浓度可以提高缓冲溶液的缓冲能力。

问题4-6：以 $NH_3 \cdot H_2O$ 和 NH_4Cl 组成的缓冲溶液为例说明缓冲溶液的缓冲原理。

四、缓冲溶液在医学上的意义

缓冲溶液在医学上具有十分重要的意义。例如，微生物的培养，组织切片和细菌的染色，酶活性

的测定,都需要在一定 pH 的缓冲溶液中进行;测量体液的 pH 时,需用一定 pH 的缓冲溶液作比较;在进行中草药有效成分的提取分离时,需要在一定 pH 的缓冲溶液中才能进行。

缓冲溶液在人体内非常重要,人体内各种体液都有一定的 pH 范围。例如,人体血液的 pH 维持为 7.35~7.45 最有利于细胞的代谢及整个机体的生存。人体中由于食物消化、吸收或组织中新陈代谢会产生大量的酸性物质或碱性物质,但正常人体血液的 pH 还始终恒定在一定的范围,原因之一就是其中存在着一系列缓冲对。

血液中的缓冲对主要分布于血浆和红细胞中。

(1)血浆中的缓冲对:血浆中的缓冲对主要包括 H_2CO_3-$NaHCO_3$、NaH_2PO_4-Na_2HPO_4、HPr-NaPr(Pr 代表血浆蛋白)。

(2)红细胞中的缓冲对:红细胞中的缓冲对主要包括 H_2CO_3-$KHCO_3$、KH_2PO_4-K_2HPO_4、HHb-KHb(Hb 代表血红蛋白)、$HHbO_2$-$KHbO_2$(HbO_2 代表氧合血红蛋白)。红细胞中血红蛋白缓冲对的含量占绝对优势,是红细胞中的主要缓冲对。

在这些缓冲对中,H_2CO_3-$NaHCO_3$ 缓冲对在血液中浓度最高,缓冲能力最大,对维持血液的正常 pH 作用最重要。在人体代谢过程中产生的酸性或碱性物质以及食入的酸性或碱性物质进入血液后,正是因为这些缓冲对发挥其抗酸抗碱作用,才使血液的 pH 维持恒定。

当人体代谢过程中产生的酸性物质进入血液时,HCO_3^- 就会立即与酸性物质中的 H^+ 结合生成 H_2CO_3,H_2CO_3 不稳定又会分解成 CO_2 和 H_2O,当血液流经肺部时,CO_2 扩散入肺泡由肺排出。消耗掉的 HCO_3^- 可通过肾脏的调节得以补偿,这样就能抑制酸度变化,而使血液的 pH 保持在正常范围。肺气肿引起的肺部换气不足、患糖尿病以及食用低碳水化合物和高脂肪食物等常引起血液中 H^+ 浓度增加,但通过血浆内的缓冲系统和机体补偿功能的作用可使血液中的 pH 保持基本恒定。但在严重腹泻时,由于丧失 HCO_3^- 过多或因肾衰竭引起 H^+ 排泄减少,缓冲系统和机体的补偿功能往往不能有效地发挥作用而使血液的 pH 下降,当 pH<7.35 时,则易引起酸中毒。

当人体代谢过程中产生的碱性物质进入血液时,身体的补偿机制是通过降低肺部 CO_2 的排出量,使碱性物质的 OH^- 与缓冲溶液中的 H_2CO_3(CO_2+H_2O)电离出的 H^+ 结合生成 H_2O,HCO_3^- 将随血液流经肾脏时进行生理调节,随尿液排出体外,因此血液的 pH 仍维持恒定。若通过缓冲系统和机体补偿功能不能阻止血液中 pH 的升高,当 pH>7.45 时,则易引起碱中毒。

阅读材料

调节水、电解质及酸碱平衡的药

水、电解质和酸碱平衡是维持人体内环境恒定,保证细胞进行正常代谢和维持各脏器正常生理功能所必需的条件。正常人体通过神经、内分泌等调节作用维持体液容量、渗透压、各种电解质浓度和酸碱度处于正常范围。当某种疾病发生,或因创伤、物理化学因素及不恰当的治疗而出现上述平衡失调时,如果机体缺乏调节能力或超过了机体代偿能力,就会造成水、电解质和酸碱平衡紊乱。此时应予以及时纠正,否则会出现不良反应,严重者甚至危及生命。

调节水、电解质及酸碱平衡的药有:

(1)葡萄糖溶液:是非电解质溶液。由于葡萄糖进入人体内逐渐被氧化成水和二氧化碳,因此称为无张力液,没有维持血液渗透压的作用。常用的葡萄糖溶液有 5% 和 10% 两种浓度,仅用于补充水分和能量,常静脉给药。

(2)0.9% 氯化钠溶液:也称生理盐水,是电解质溶液,具有维持血液渗透压的作用。临床上常用于补充血容量和钠离子,用于各种缺盐性失水症(如大面积烧伤、严重吐泻、大量发汗等)。

(3)5% 碳酸氢钠溶液:是电解质溶液,用于纠正酸中毒。将 5% 的碳酸氢钠溶液稀释为等渗溶液,可以直接用于静脉注射,也可与生理盐水以 2:1 的比例配成等渗溶液用于静脉输液。

(4)口服补盐:是指世界卫生组织推荐的口服补液盐(Rs),其成分是氯化钠 3.5g、碳酸氢钠 2.5g(或柠檬酸钠 2.9g)、氯化钾 1.5g 和葡萄糖 20g,加水至 1000ml 配制而成。

自测题

一、选择题

1. 下列物质属于强电解质的是( )
   A. 氨水 　　　　 B. 碳酸
   C. 氯化铵 　　　　 D. 乙酸

2. 下列物质因水解而显碱性的是( )
   A. NaOH 　　　　 B. $NaHCO_3$
   C. NaCl 　　　　 D. NH_4Cl

3. 已知成人胃液的 pH＝1,婴儿胃液的 pH＝5,成人胃液中的$[H^+]$是婴儿胃液$[H^+]$的( )
   A. 4 倍 　　　　 B. 5 倍
   C. 10^4 倍 　　　　 D. 10^{-4} 倍

4. 0.1mol/L 的 NaOH 溶液,其$[H^+]$和 pH 分别为( )
   A. 0.1mol/L 和 1 　　　 B. 0.1mol/L 和 13
   C. 10^{-13}mol/L 和 1 　　 D. 10^{-13}mol/L 和 13

5. 0.01mol/L 的 HCl 溶液,其$[H^+]$和 pH 分别为( )
   A. 0.01mol/L 和 2 　　 B. 0.01mol/L 和 12
   C. 10^{-12}mol/L 和 2 　 D. 10^{-12}mol/L 和 12

6. 下列溶液中酸性最强的是( )
   A. pH＝5 　　　 B. $[H^+]$＝10^{-4}mol/L
   C. $[OH^-]$＝10^{-4}mol/L 　 D. $[OH^-]$＝10^{-12}mol/L

7. $[H^+]$＝10^{-10}mol/L 的溶液,pH 为( )
   A. 1 　　　　 B. 4
   C. 10 　　　　 D. 14

8. 物质的量浓度相同的下列溶液,pH 最大的是( )
   A. $FeCl_3$ 　　　　 B. Na_2S
   C. NaCl 　　　　 D. CH_3COOH

9. 下列各组物质可作为缓冲对的是( )
   A. CH_3COOH-H_2CO_3
   B. CH_3COOH-CH_3COONa
   C. $NH_3 \cdot H_2O$-NaOH
   D. $NH_3 \cdot H_2O$-NaCl

10. 关于酸性溶液,下列叙述正确的是( )
    A. 只有 H^+ 存在 　 B. $[H^+]$＜10^{-7}mol/L
    C. $[H^+]$＞$[OH^-]$ 　 D. pH＝7

11. 下列物质属于弱电解质的是( )
    A. 二氧化碳 　　　 B. 乙酸钾
    C. 氯化氢的水溶液 　 D. 弱酸

12. 人体血液中最重要的缓冲对是( )
    A. NaH_2PO_4-Na_2HPO_4
    B. H-蛋白质-Na-蛋白质
    C. H_2CO_3-$NaHCO_3$
    D. Na_3PO_4-Na_2HPO_4

13. 在一定温度下,向纯水中加少量酸或碱后,水的离子积( )
    A. 增大 　　　　 B. 减小
    C. 不变 　　　　 D. 加酸变小,加碱变大

14. 用 CH_3COOH 和 CH_3COONa 配制缓冲溶液,所得缓冲溶液的抗酸成分是( )
    A. H^+ 　　　　 B. OH^-
    C. CH_3COOH 　　 D. CH_3COONa

15. 临床上纠正碱中毒,可选用( )
    A. 乳酸钠 　　　 B. 氯化铵
    C. 葡萄糖 　　　 D. 氯化钠

二、填空题

1. pH 就是溶液中_____,数学表达式为_____。正常人体血液的 pH 总是维持为_____。临床上所说的酸中毒是指_____,治疗酸中毒使用_____;碱中毒是指_____,治疗碱中毒使用_____。

2. 人体血液中存在的主要缓冲对是_____、_____、和_____、_____。其中浓度最大、缓冲能力最强的缓冲对是_____,其抗酸成分是_____,抗碱成分是_____。

3. 碳酸氢钠水溶液呈_____性,pH_____;硝酸铵水溶液呈_____性,pH_____;硫酸钠水溶液呈_____性,pH_____;碳酸氢铵水溶液呈_____性,pH_____。

4. 某溶液$[OH^-]$＝10^{-8}mol/L,则$[H^+]$＝_____mol/L,pH＝_____,溶液呈_____性。

5. $[H^+]$＝10^{-5}mol/L 的溶液,pH 为_____,溶液呈_____性。将 pH 调到 11,则$[H^+]$＝_____mol/L,溶液呈_____性。

6. 乙酸是_____酸,其在水中的电离方程式为_____。

7. 向 3ml 0.1mol/L 氨水中加入 1 滴酚酞,溶液呈_____色,若向其中加少许氯化铵晶体,溶液的颜色将_____,原因是_____。

8. 乙酸钠是_____电解质,在水中能电离出_____和_____。

三、计算题

1. 求 0.01mol/L HNO_3 溶液的$[OH^-]$和 pH 各是多少?

2. 将 0.2g 氢氧化钠溶在水中配制成 500ml 的溶液,该溶液的 pH 是多少?

（宋守正　罗海洋）

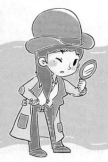

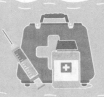

第5章
有机化合物基本知识

自然界里物质种类繁多,人们常把物质分为无机化合物和有机化合物两大类。有机化合物与人类的关系非常密切,人们在衣食住行、医疗保健等方面都离不开有机化合物。

第1节 有机化合物的概念

知识回顾

H、C、N、O原子最外层电子数分别是1、4、5、6,这些原子相互以共价键方式结合,形成共价化合物。

17世纪以前,人类只能从动植物体中取得有机化合物。1828年,德国化学家维勒(F·Wohler)在实验室里将无机化合物氰酸铵溶液加热蒸发,得到了有机化合物尿素。

$$NH_4CNO \xrightarrow{\triangle} CO(NH_2)_2$$

1844年后,人们先后合成了大量的有机化合物。现在人们已经知道,组成有机化合物的元素主要有碳元素,绝大多数的有机化合物含有氢元素,许多有机化合物尚含有氧、氮、磷、硫和卤素等元素。例如,石油的分馏产物石油气、汽油、煤油、柴油等所含的化合物是由碳和氢两种元素组成的碳氢化合物,用石油的裂解产物可以合成乙醇、乙酸、脂类、葡萄糖、染料、氨基酸、蛋白质等许多有机化合物;乙醇、乙酸、脂类、葡萄糖是碳氢化合物的含氧衍生物;各种蛋白质除了含有碳、氢、氧、氮元素外,大多数蛋白质尚含有硫元素,有的尚含有磷等元素,也是碳氢化合物的衍生物。人们把**碳氢化合物及其衍生物称为有机化合物**,简称**有机物**;研究有机化合物的化学称为**有机化学**。但是,一氧化碳、二氧化碳、碳酸和碳酸盐等少数含碳化合物,由于它们的组成和性质与无机化合物相似,所以把这些化合物列为无机化合物。

我们每天所吃的有机化合物糖类、脂类和蛋白质,在人体内消化、吸收、氧化产生能量供生命活动需要,或代谢生成组织物质。很多药物也是有机化合物。理解人体内物质代谢、药物作用等需要有机化学基本知识。

问题5-1:从哪些生活知识知道脂类、糖类、蛋白质中含有碳元素?

第2节 有机化合物的特性

知识回顾

1. 大多数无机化合物不易燃烧、熔点高、反应产物简单。
2. 离子化合物中钾盐、钠盐、铵盐和硝酸盐易溶于水。

有机化合物与无机化合物相比,具有下列特性。

(一) 容易燃烧

绝大多数有机化合物都可以燃烧,如棉花、汽油、木材、油脂、乙醇等都容易燃烧。有机化合物燃烧就是有机化合物与氧气反应,碳与氧结合可生成二氧化碳,氢与氧结合生成水。葡萄糖、脂肪是由碳、氢和氧三种元素组成,在人体内完全氧化生成二氧化碳和水,放出能量供人体需要。

(二) 熔点低

多数有机化合物熔点较低,一般不超过400℃。典型的无机化合物熔点和沸点都较高。例如,氯化钠的熔点是801℃,沸点是1413℃。这是由于大部分的有机化合物是共价化合物,分子间的作用力较弱;而典型的无机化合物阴阳离子间的静电吸引力较大。

(三) 溶解性

水是一种极性较强的溶剂,因此以离子键结合的无机化合物一般可溶于水。而绝大多数有机化合物是非极性或弱极性化合物,难溶于水,而易溶于乙醇、汽油和乙醚等有机溶剂。

(四) 稳定性差

多数有机化合物不如无机化合物稳定。有机化合物常因温度、细菌、空气或光照的影响而变质。例如,临床上使用的盐酸肾上腺素注射液,为无色或几乎无色的澄明液体,应置遮光容器内,密闭保存,若其溶液已变色,即不得使用。

(五) 反应较慢且产物复杂

多数无机化合物之间的反应速率较快,如离子反应能在瞬间完成,产物也较简单。有机反应,多数是分子间反应,只有当分子具有一定能量时共价键才断裂,因此反应需要一定的时间,常采用加热、光照或使用催化剂等来加快反应。有机化合物分子结构比较复杂,反应常常在几个部位同时发生,有时生成的产物又继续与反应物反应。所以有机反应较慢且产物复杂。例如,甲烷与氯气在光照下反应生成的产物有一氯甲烷、二氯甲烷、三氯甲烷和四氯甲烷等。

问题5-2:维生素C注射液为无色或微黄色的澄明液体,储存久了黄色加深,说明了什么?

知识拓展

脂肪乳注射液和氨基酸注射液使用前注意事项

使用脂肪乳注射液前应详细检查,如发现药液浑浊、瓶身或瓶口有细微破裂、封口松动、有棉絮状菌丝团、有异物时,绝对不能使用。

使用复方氨基酸注射液前必须详细检查药液,如发现瓶身有破裂、漏气、变色、发霉、沉淀和变质等异常现象时绝对不能使用。

第3节　有机化合物的结构

知识回顾

1. 活泼金属原子反应时易失去电子成为阳离子,活泼非金属原子反应时易得到电子成为阴离子,阴阳离子以离子键方式结合形成离子化合物。

2. 非金属原子之间反应时,不易得失电子,而以共价键方式结合,形成共价化合物。

在有机化学的发展过程中,人们逐步建立了有机化学的结构理论,归纳为以下几个方面。

(一) 分子中的原子大多以共价键相结合

组成有机化合物的原子有碳、氢、氧、氮、磷、硫和卤素等,它们主要以共价键的方式相结合,碳原子形成4个共价键,氧原子形成2个共价键,氢原子形成1个共价键。

如果以“·”或“×”表示原子形成共价键的电子,用短线“—”代表1对共用电子对,有机化合物分子结构可用电子式、结构式或结构简式表示。例如:

	电子式	结构式	结构简式

甲烷 $H \overset{\text{H}}{\underset{\text{H}}{:\overset{\cdot\cdot}{C}:}} H$ $H-\overset{\text{H}}{\underset{\text{H}}{C}}-H$ CH_4

乙烷 $H \overset{\text{H}}{\underset{\text{H}}{:\overset{\cdot\cdot}{C}:}} \overset{\text{H}}{\underset{\text{H}}{\overset{\cdot\cdot}{C}:}} H$ $H-\overset{\text{H}}{\underset{\text{H}}{C}}-\overset{\text{H}}{\underset{\text{H}}{C}}-H$ H_3C-CH_3

乙烯 $\overset{\text{H}}{\underset{\text{H}}{:C}} :: \overset{\text{H}}{\underset{\text{H}}{C:}}$ $\overset{\text{H}}{\underset{\text{H}}{C}}=\overset{\text{H}}{\underset{\text{H}}{C}}$ $H_2C=CH_2$

这种**表示有机化合物分子中原子种类、数目以及原子之间连接次序和方式的化学式称为结构式。简化的结构式称为结构简式。**

(二) 碳原子自相结合成键

在有机化合物中,碳原子不仅能与 H、O、N、P、S、X 等原子相结合,碳原子之间也可以互相结合。2 个碳原子之间共用 1 对电子形成**碳碳单键**,2 个碳原子之间共用 2 对电子形成**碳碳双键**,2 个碳原子之间共用 3 对电子形成**碳碳叁键**。碳原子之间的单键、双键和叁键可表示如下:

$-C-C-$ $C=C$ $-C\equiv C-$

碳碳单键   碳碳双键   碳碳叁键

碳原子之间还可以相互结合成长短不一的碳链或碳环,从而构成有机化合物的基本骨架。例如:

不难看出,有机化合物分子中碳原子之间自相结合成键,既可以形成单键、双键和叁键,又可以形成开放链状或闭合环状。这些结构特点是造成有机化合物数目繁多的原因之一。

(三) 分子的结构决定分子的性质

有机化合物的性质主要取决于分子中原子种类、数目以及原子之间连接的次序和方式。这些因素的改变可引起分子性质的差异。例如,乙醇(酒精)和甲醚,分子组成都是 C_2H_6O,由于分子结构不同,因而它们的性质也不相同。

乙醇   甲醚

CH_3-CH_2-OH CH_3-O-CH_3

沸点   78.5℃   沸点   -23.6℃

常温下,乙醇与金属钠反应放出氢气,而甲醚与金属钠不反应。

这种**分子式相同而结构不同的化合物,互称为同分异构体**;这种现象称为**同分异构现象**。同分异构现象在有机化合物中普遍存在,这是有机化合物数目繁多的又一个原因。

问题 5-3:有机化合物的结构式与分子式有什么不同?

第 4 节　有机化合物的分类

有机化合物的数目众多,种类繁杂,为了便于学习和研究,必须进行系统的分类。有机化合物的分类有下列两种方法。

（一）按碳架分类

按有机化合物分子中碳原子的连接方式（骨架），有机化合物可分为开链化合物和闭链化合物。

1. 开链化合物　在这类化合物的分子中,碳原子互相结合形成开放性链状。因为最初从油脂分子中发现这种长链,所以这类化合物又称为脂肪族化合物。例如:

$$H_3C-CH_2-CH_2-CH_2-CH_3 \qquad\qquad H_3C-\underset{\underset{CH_3}{|}}{CH}-CH_2-CH_2-CH_3$$

戊烷　　　　　　　　　　　　　　2-甲基戊烷

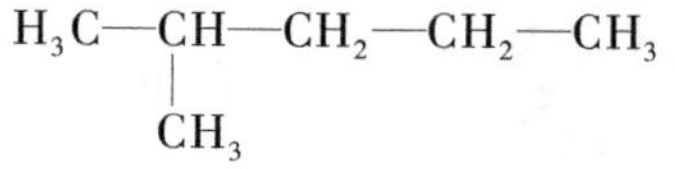

2. 闭链化合物　闭链化合物是指碳原子与碳原子或碳原子与非碳原子结合成环状的有机化合物。根据组成环的原子种类不同,闭链化合物又分为碳环化合物和杂环化合物。

（1）碳环化合物:这类化合物组成环的原子全部是碳原子。根据化合物的性质不同,其又分为脂环族化合物和芳香族化合物。

脂环族化合物是指与脂肪族（开链）化合物性质相似的碳环化合物。例如:

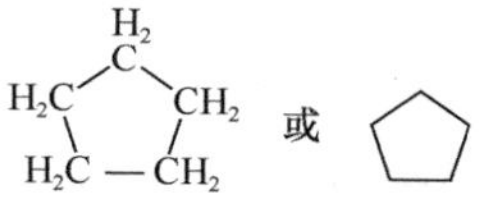

环戊烷 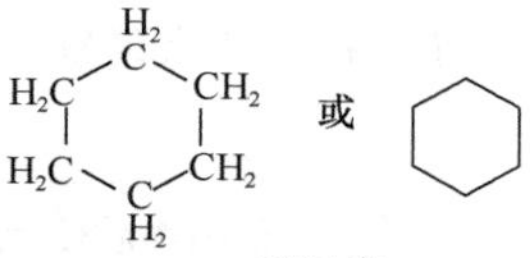　　　　　　　　　　　　　　环己烷

芳香族化合物多数是指含有苯环的化合物,具有芳香性。例如:

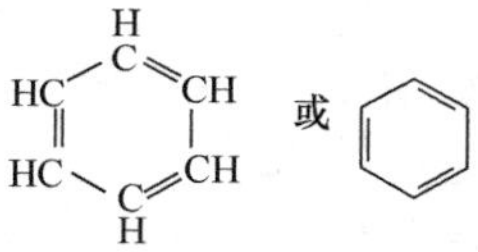

苯 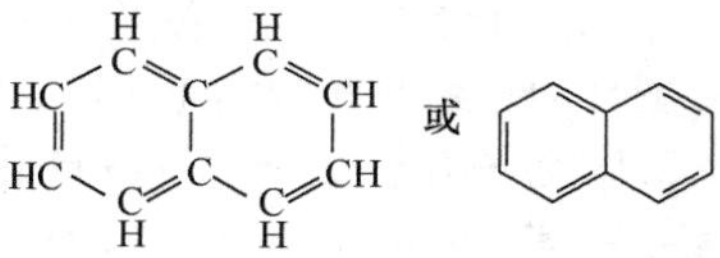　　　　　　　　　　　　　　萘

（2）杂环化合物:杂环化合物是指组成环的原子除碳原子外,还含有氧、硫、氮等非碳原子的化合物。例如:

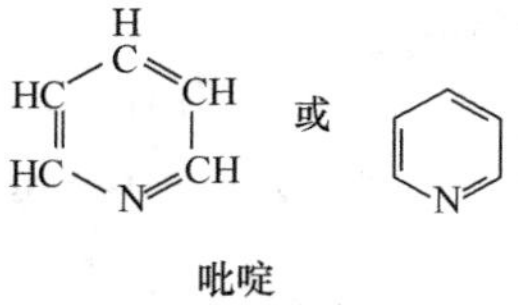

吡啶 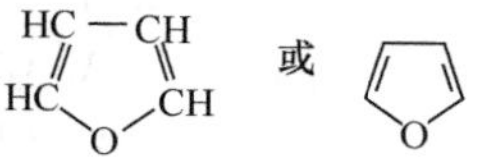　　　　　　　　　　呋喃 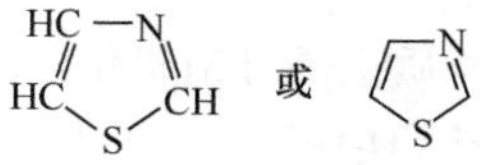　　　　　　　　　　噻唑

（二）按官能团分类

官能团是指能决定一类有机化合物化学特性的原子或原子团。或者说,有机化合物分子中特别能起化学反应的一些原子或原子团称为官能团。例如,乙醇（CH_3CH_2OH）的化学性质主要与羟基（—OH）有关,羟基就是醇类的官能团。同类有机化合物的结构相似,化学性质相似。有机化合物按官能团分类,见表 5-1。

表 5-1　有机化合物的类别及其官能团

化合物类别	官能团结构	官能团名称	实例
烯烃	C=C	碳碳双键	$H_2C=CH_2$
炔烃	—C≡C—	碳碳叁键	HC≡CH
醇	—OH	醇羟基	CH_3-CH_2-OH

化合物类别	官能团结构	官能团名称	实例
酚	—OH	酚羟基	—OH
醚	—C—O—C—	醚键	CH_3—O—CH_3
醛	$\underset{\text{—C—H}}{\overset{O}{\parallel}}$	醛基	CH_3—$\underset{}{\overset{O}{\overset{\parallel}{C}}}$—H
酮	$\underset{\text{—C—}}{\overset{O}{\parallel}}$	酮基	CH_3—$\overset{O}{\overset{\parallel}{C}}$—$CH_3$
羧酸	$\underset{\text{—C—OH}}{\overset{O}{\parallel}}$	羧基	CH_3—$\overset{O}{\overset{\parallel}{C}}$—OH
酯	$\underset{\text{—C—O—}}{\overset{O}{\parallel}}$	酯键	H_3C—$\overset{O}{\overset{\parallel}{C}}$—O—$CH_3$
胺	—NH_2	氨基	CH_3CH_2—NH_2

问题 5-4:羟基(—OH)与 OH‾有什么区别?

阅读材料

影响物质熔点和沸点高低的因素

同类有机化合物分子极性相近,相对分子质量越大,分子间的作用力越大,物质的熔点和沸点越高。

物质相对分子质量相近,分子极性越大,分子间的作用力越大,物质的熔点和沸点越高。例如,乙醛 CH_3CHO 为极性分子,沸点为 21℃;CO_2 为非极性分子,沸点为 −78.5℃。

分子中含有 O—H 或 N—H 键,物质的熔点和沸点明显升高。例如,乙醇分子含有 O—H 键,其沸点为 78.5℃;丙烷($CH_3CH_2CH_3$)分子中无 O—H 和 N—H 键,其沸点为 −42.1℃。

离子化合物阴阳离子间存在较强的静电吸引力,因此,离子化合物具有较高的熔点和沸点。例如,NaCl 熔点为 801℃,沸点为 1413℃。

自 测 题

一、选择题

1. 下列物质,不属于有机化合物的是(　　)
   A. CH_3CH_2OH　　　　　B. CH_4
   C. H_2CO_3　　　　　　　D. CH_3—CH_3

2. $CH_3CH_2CH_2OH$ 的官能团是(　　)
   A. CH_3—　　　　　　　B. CH_3CH_2—
   C. $CH_3CH_2CH_2$—　　　D. —OH

3. 关于同类有机化合物,下列说法不正确的是(　　)
   A. 化学性质差别大　　B. 具有相似的化学性质
   C. 结构相似　　　　　D. 分子极性相近

4. 关于同分异构体,下列说法正确的是(　　)
   A. 分子式相同,结构不同
   B. 分子式不同,结构不同
   C. 分子式相同,物理性质无差别
   D. 分子式相同,化学性质相同

5. 下列结构简式不正确的是(　　)
   A. CH_3—CH—CH_3　　B. CH_3—CH_2—CH_3
   C. CH_3—CH_2—OH　　　D. CH_3—CH_2—NH_2

二、填空题

1. _____及其衍生物称为有机化合物。组成有机化合物的主要元素是_____,绝大多数含有_____元素,许多有机化合物尚含有_____、_____、硫、磷和卤素等元素。

2. 有机化合物燃烧就是有机化合物与氧气反应,碳与氧结合可生成二氧化碳,氢与氧结合生成水。葡萄糖、脂肪是由碳、氢、氧三种元素组成,在人体内完全氧化生成_____和_____。

3. 有机化合物分子中,原子之间主要以_____键方式结合,断裂时需要一定的能量,加入催化剂或加热可加快反应。

(罗心贤)

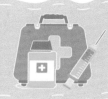

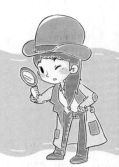

第6章
烃

只由碳和氢两种元素组成的化合物称为**碳氢化合物**,简称**烃**。烃分子中的氢原子被其他的原子或原子团取代后,可衍生出许多有机化合物,因此,可以把烃看作是有机化合物的母体。

根据烃分子中碳原子连接方式和性质的不同,烃可分为以下几类:

$$烃\begin{cases}开链烃\begin{cases}饱和链烃:烷烃\\不饱和链烃:烯烃和炔烃\end{cases}\\闭链烃\begin{cases}脂环烃\\芳香烃\end{cases}\end{cases}$$

第1节 烷 烃

知识回顾

1. 有机化合物分子中,原子之间主要以共价键方式结合。碳原子形成4个共价键,氢原子形成1个共价键。

2. 有机化合物的分子结构可用结构式、结构简式表示。

一、烷烃的结构和命名

烃分子中,碳原子之间以单键结合成链状,剩余价键全部与氢原子结合,这样的烃称为**饱和链烃**,简称**烷烃**。

(一) 烷烃的结构

最简单的烷烃是甲烷。甲烷分子中,1个碳原子与4个氢原子形成4个共价键,构成以碳原子为中心,4个氢原子位于4个顶点的正四面体结构。C—H键所共用的1对电子与两个原子核的吸引力大,形成牢固的共价键,称为σ键。2个C—H键的夹角(称为键角),为109°28′。甲烷的立体结构和模型如图6-1所示。

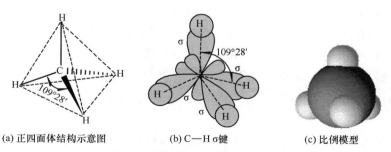

(a) 正四面体结构示意图　　(b) C—H σ键　　(c) 比例模型

图6-1　甲烷的立体结构和模型

按碳原子数的递增,其余烷烃依次为乙烷、丙烷、丁烷、戊烷等。它们的分子式和结构简式如下:

名称	分子式	结构简式
甲烷	CH_4	CH_4
乙烷	C_2H_6	$CH_3—CH_3$
丙烷	C_3H_8	$CH_3—CH_2—CH_3$
丁烷	C_4H_{10}	$CH_3—CH_2—CH_2—CH_3$
戊烷	C_5H_{12}	$CH_3—CH_2—CH_2—CH_2—CH_3$

比较上述烷烃可以看出,烷烃的分子组成通式是C_nH_{2n+2},相邻两个烷烃分子的组成相差 1 个 CH_2,不相邻的相差 2 个或几个 CH_2,它们都是以共价单键结合成链状。有机化学上把这种**结构相似、分子组成相差 1 个或多个 CH_2 原子团的一系列化合物称为同系列,同系列中的化合物互称同系物**。同系物的化学性质相近,物理性质随碳原子数的增加呈现规律性的变化。

烷烃分子中去掉一个氢原子所剩下的原子团称为**烷基**,用"R—"表示,也称为脂肪烃基。例如:

$$CH_3—\quad 甲基 \qquad CH_3—CH_2—\quad 乙基$$

(二) 烷烃的命名

烷烃的命名有普通命名法和系统命名法。

1. 普通命名法 普通命名法只适用于结构较简单的烷烃,其基本原则如下:

(1) 按分子中碳原子数目称为"某烷",碳原子数在十个以下的用天干序数即甲、乙、丙、丁、戊、己、庚、辛、壬、癸表示。十个碳原子以上用汉字小写数字十一、十二、十三……表示。例如:

$$CH_4 \qquad C_5H_{12} \qquad C_6H_{14} \qquad C_{10}H_{22} \qquad C_{12}H_{26}$$
$$甲烷 \qquad 戊烷 \qquad 己烷 \qquad 癸烷 \qquad 十二烷$$

(2) 把直链烷烃按碳原子数称为"正"某烷;分子中仅有 1 个分支为甲基,连在分子中最长碳链的第 2 位碳原子上的烷烃,按碳原子总数称为"异"某烷;分子中有 2 个分支为甲并基,都连在分子中最长碳链的第 2 位碳原子上的烷烃,按碳原子总数称为"新"某烷。例如:

$$CH_3—CH_2—CH_2—CH_2—CH_3$$
$$正戊烷$$

$$CH_3—CH—CH_2—CH_3$$
$$\qquad\ |$$
$$\qquad CH_3$$
$$异戊烷$$

$$\qquad\qquad CH_3$$
$$\qquad\qquad\ |$$
$$CH_3—C—CH_2—CH_2—CH_3$$
$$\qquad\quad\ |$$
$$\qquad\quad CH_3$$
$$新庚烷$$

2. 系统命名法 对于结构较复杂的烷烃,需要用系统命名法来命名。直链烷烃的系统命名法就是根据分子中碳原子数目称为"某烷"。例如:

$$CH_3—CH_2—CH_2—CH_2—CH_3$$
$$戊烷$$

含有支链的烷烃,系统命名法的原则和步骤如下:

(1) 选主链:选择分子中含碳原子数最多的碳链作为主链,按主链的碳原子数称为"某烷"。主链碳原子数在 10 个以下的,用天干序数即甲、乙、丙、丁、戊、己、庚、辛、壬、癸表示,主链碳原子数在 10 个以上的,用汉字小写数字十一、十二、十三、……表示。主链以外的碳链当作支链(取代基)。例如:

$$CH_3—CH—CH_2—CH_2—CH_3 \quad 主链:戊烷$$
$$\qquad\ |$$
$$\qquad CH_3 \quad 取代基:甲基$$

(2) 给主链编号:从靠近支链的一端开始,依次用阿拉伯数字 1、2、3、……给主链碳原子编号。与取代基相连的主链碳原子的位次即为取代基的位次,将取代基的位次和名称之间用半字线"-"隔开,写在"某烷"的前面。例如:

$$\overset{1}{CH_3}—\overset{2}{CH}—\overset{3}{CH_2}—\overset{4}{CH_2}—\overset{5}{CH_3}$$
$$\qquad\ |$$
$$\qquad CH_3$$
$$2-甲基戊烷$$

$$\overset{2}{|}$$

取代基位次　　　　　取代基位次和名称　　　　　甲基　　　　　戊烷
　　　　　　　　　之间用半字线隔开　　　　　取代基名称　　　主链名称

（3）写出名称：若有相同的取代基则合并起来，取代基的数目用汉字小写数字二、三、四、……等表示，写在取代基的前面，取代基的位次必须逐个注明，表示位次的几个阿拉伯数字之间用"，"隔开。若取代基不同，简单的(小的)写在前面，复杂的(大的)写在后面。例如：

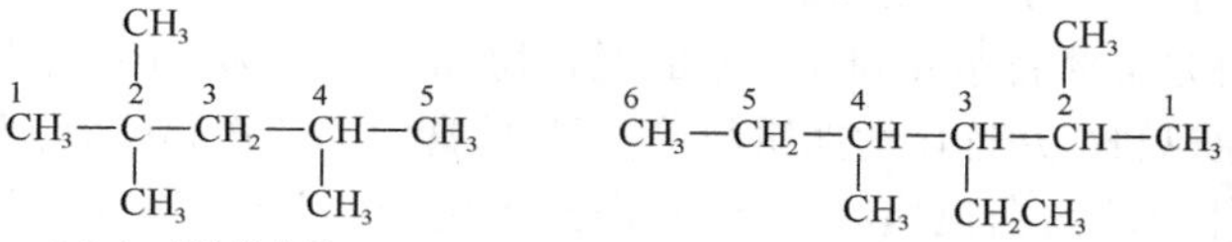

$$\underset{1}{CH_3}-\underset{2}{C}-\underset{3}{CH_2}-\underset{4}{CH}-\underset{5}{CH_3}$$

2,2,4-三甲基戊烷　　　　　　　2,4-二甲基-3-乙基己烷

（4）若有几条等长的碳链均可作为主链，应选择取代基较多的作为主链。

二、烷烃的性质

常温常压下，含 $C_1 \sim C_4$ 的烷烃是气体，含 $C_5 \sim C_{17}$ 的烷烃是液体，C_{18} 以上的烷烃是固体。烷烃均难溶于水，易溶于四氯化碳、苯、乙醚等有机溶剂。它们的密度均小于 $1g/cm^3$，随着分子中碳原子数的增加，密度增大。

烷烃的主要化学性质如下：

（一）稳定性

通常情况下，烷烃不与强酸(如 H_2SO_4)、强碱(如 NaOH)、强氧化剂(如 $KMnO_4$)和强还原剂作用，是因为烷烃分子中的 C—C 键和 C—H 键都是 σ 键，较稳定。但在特定的条件下，烷烃也会发生某些反应。

（二）取代反应

烷烃在光照、高温或催化剂的作用下，可与卤素单质发生反应。例如，氯气和甲烷的混合气体在光照条件下，发生下列反应：

$$CH_4 + Cl_2 \xrightarrow{\text{光照}} CH_3Cl + HCl$$
一氯甲烷

$$CH_3Cl + Cl_2 \xrightarrow{\text{光照}} CH_2Cl_2 + HCl$$
二氯甲烷

$$CH_2Cl_2 + Cl_2 \xrightarrow{\text{光照}} CHCl_3 + HCl$$
三氯甲烷
（氯仿）

$$CHCl_3 + Cl_2 \xrightarrow{\text{光照}} CCl_4 + HCl$$
四氯甲烷
（四氯化碳）

三氯甲烷和四氯甲烷是常用的有机溶剂，均有毒。

在上述反应中，甲烷分子里的氢原子逐步被氯原子所取代。**有机化合物分子中的某些原子或原子团被其他的原子或原子团所取代的反应称为取代反应。**

（三）氧化反应

烷烃在空气中燃烧，生成二氧化碳和水，并放出大量的热。燃烧过程中烟尘较少，火焰稳定，所以烷烃是优质的燃料。例如：

$$CH_4 + 2O_2 \xrightarrow{燃烧} CO_2 + 2H_2O + 热$$

三、重要的烷烃

（1）石油醚：石油醚是低级烷烃的混合物，常温下为无色澄清的液体，不溶于水，溶解于大多数有机溶剂，主要用作有机溶剂。石油醚有毒，可引起周围神经炎。

（2）液体石蜡：液体石蜡是透明无色的黏稠液体，不溶于水和醇，能溶于醚和氯仿。医药上用作配制滴鼻剂或喷雾剂的基质，也用作缓泻剂。

（3）凡士林：凡士林是液体石蜡和固体石蜡的混合物，是呈软膏状的半固体，不溶于水，溶于乙醚和石油醚。因为它不被皮肤吸收，并且化学性质稳定，不与软膏中的药物起反应，所以常用作软膏的基质。

（4）固体石蜡：固体石蜡为白色蜡状固体，在医药上用于调节软膏的硬度。

知识拓展

天 然 气

天然气是一种多组分的混合气态燃料，主要成分是甲烷，含有少量的乙烷、丙烷、丁烷、氮气和微量的二氧化碳、硫化氢。它主要存在于油田、气田、煤层和页岩层。天然气燃烧后无废渣、废水产生，是一种热值高的清洁燃料。我国大部分城市居民生活所用燃料是天然气。

第 2 节　烯烃和炔烃

知识回顾

1. 烷烃 C—C 键和 C—H 键较稳定，键角为 $109°28'$。
2. 烷烃系统命名法：选主链、给主链编号、写出名称。
3. 烷烃的化学性质在常温常压下稳定。

分子中含有碳碳双键或碳碳叁键的链烃称为不饱和链烃，简称不饱和烃。

一、烯烃和炔烃的结构

分子中含有碳碳双键（$\diagdown\!C\!=\!C\!\diagup$）的不饱和链烃称为烯烃。 它比同数碳原子的烷烃少两个氢原子，其组成通式是 C_nH_{2n}（$n \geq 2$）。碳碳双键是烯烃的官能团。

最简单的烯烃是乙烯。乙烯分子中两个碳原子共用两对电子，一对电子与两个碳原子核的吸引力大，形成牢固的 σ 键；另一对电子与两个碳原子核的吸引力比 σ 电子的小，形成的共价键不如 σ 键稳定，称为 π 键。乙烯的立体结构和模型如图 6-2 所示。

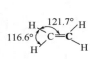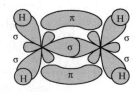

(a) 立体结构　　(b) σ键和π键　　(c) 比例模型

图 6-2　乙烯的立体结构和模型

乙烯分子的 4 个 C—H 键是 σ 键，碳碳双键是由 1 个 σ 键和 1 个 π 键组成。

分子中含有碳碳叁键的不饱和链烃称为炔烃。 炔烃比同数碳原子的烯烃少两个氢原子，其组成通式是 C_nH_{2n-2}（$n \geq 2$），碳碳叁键（$—C\!\equiv\!C—$）是炔烃的官能团。

最简单的炔烃是乙炔。乙炔的立体结构和模型如图 6-3 所示。

乙炔分子的 2 个 C—H 键是 σ 键，碳碳叁键是由 1 个 σ 键和 2 个 π 键组成。

二、烯烃和炔烃的命名

烯烃的系统命名法原则和步骤如下：

（1）选主链：选择一条含碳碳双键的最长碳链为主链，按主链碳原子数称为"某烯"。

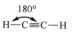

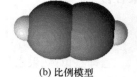

(a) 立体结构　　　　(b) 比例模型

图 6-3　乙炔的立体结构和模型

（2）给主链编号：从靠近碳碳双键的一端开始，用阿拉伯数字依次给主链碳原子编号，以双键碳原子中编号较小的数字表示双键的位次，把双键的位次写在"某烯"的前面。

（3）写出名称：把取代基的位次、数目和名称写在"某烯"位次的前面，它们之间用半字线"–"相连。例如：

$$\overset{1}{CH_2}=\overset{2}{C}-\overset{3}{CH_2}-\overset{4}{CH_3} \qquad \overset{1}{CH_3}-\overset{2}{CH}=\overset{3}{C}-\overset{4}{CH}-\overset{5}{CH_3}$$

2-甲基-1-丁烯　　　　　　3,4-二甲基-2-戊烯

炔烃的系统命名法与烯烃相似，只需将"烯"改为"炔"即可。例如：

$$\overset{1}{CH_3}-\overset{2}{C}\equiv\overset{3}{C}-\overset{4}{CH_2}-\overset{5}{CH_3} \qquad \overset{1}{CH}\equiv\overset{2}{C}-\overset{3}{CH}-\overset{4}{CH_3}$$

2-戊炔　　　　　　　　3-甲基-1-丁炔

三、烯烃和炔烃的性质

常温常压下，$C_2 \sim C_4$ 的烯烃是气体，$C_5 \sim C_{18}$ 的烯烃是液体，C_{19} 以上的烯烃是固体。烯烃难溶于水，易溶于有机溶剂。

常温常压下，$C_2 \sim C_4$ 的炔烃是气体，$C_5 \sim C_{15}$ 的炔烃是液体，C_{16} 以上的炔烃是固体。炔烃难溶于水，易溶于有机溶剂。

烯烃和炔烃分子中都含有易断裂的 π 键，所以它们的化学性质相似，较活泼，容易发生加成、氧化和聚合反应。

（一）加成反应

有机化合物分子中双键或叁键的 π 键断裂，加入其他原子或原子团的反应称为**加成反应**。

烯烃能与氢气、水等加成试剂发生加成反应。例如：

$$CH_3-CH=CH_2 + H_2 \xrightarrow{Pt} CH_3-CH_2-CH_3$$

$$H_2C=CH_2 + H-OH \xrightarrow{H_2SO_4} H_3C-CH_2-OH$$

（二）氧化反应

烯烃和炔烃很容易被氧化。用高锰酸钾的酸性溶液作为氧化剂，很容易将碳碳双键或碳碳叁键氧化断开。例如：

$$CH_3-CH=CH_2 \xrightarrow[H_2SO_4]{KMnO_4} CH_3COOH+CO_2\uparrow$$

$$CH_3-C\equiv CH \xrightarrow[H_2SO_4]{KMnO_4} CH_3COOH+CO_2\uparrow$$

与此同时，高锰酸钾酸性溶液的紫红色立即褪去。烷烃不能使高锰酸钾酸性溶液的紫红色褪去。因此常用高锰酸钾酸性溶液鉴别不饱和烃和烷烃。

（三）聚合反应

在一定条件下，烯烃可以彼此相互加成，生成大分子化合物。这种**由许多小分子化合物相互加成生成大分子化合物的反应称为聚合反应**。参加聚合反应的小分子称为**单体**，聚合后得到的产物称为

聚合物。例如：

$$nH_2C{=\!=}CH_2 \xrightarrow{\text{催化剂}} \left[CH_2{-\!-}CH_2\right]_n$$

聚乙烯

乙烯是单体，聚乙烯是聚合物。聚乙烯是一种透明柔韧的无毒塑料，可用来制作输液容器、医用导管及整形材料等。

知识拓展

松 节 油

松脂蒸馏的馏分是松节油，是无色至淡黄色的油状液体，不溶于水，易溶于乙醇、乙醚、苯等有机溶剂。松节油搽剂有局部刺激作用，可促进血液循环，可用于肌肉痛、风湿痛或神经痛。

第3节　芳　香　烃

知识回顾

1. 有机化合物分子中，碳原子形成4个共价键，氢原子形成1个共价键。

2. 烷烃分子中的共价键是σ键，常温常压下化学性质稳定；烯烃、炔烃含有易断裂的π键，易发生加成、氧化和聚合反应。

分子中含有一个或多个苯环（ ）结构的闭链烃称为**芳香烃**，简称**芳烃**。芳香烃主要从煤和石油中获得。芳香烃可分为单环芳香烃、多环芳香烃和稠环芳香烃。

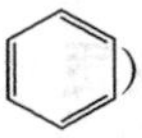

一、苯 的 结 构

最简单的芳香烃是苯，苯的分子式为 C_6H_6。在苯分子中，6个碳原子形成正六边形的环状结构，相邻碳原子之间的作用力除了C—C σ键外，还有6个碳原子共用6个电子形成1个闭合大π键。每个碳与1个氢原子形成C—H σ键。苯的分子结构表示如下：

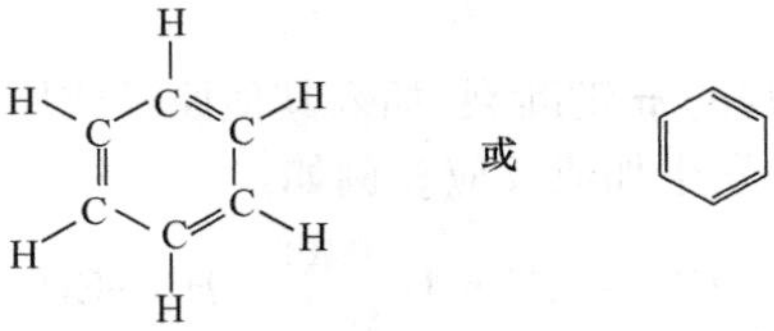

二、苯的同系物的命名

苯的同系物是指苯环上的氢原子被烷基取代的化合物。

当苯环上连接1个烷基时，把烷基当作取代基，称为某(基)苯。例如：

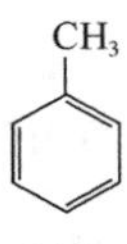

甲苯

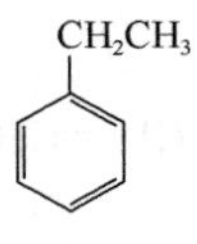

乙苯

当苯环上有两个取代基时，用阿拉伯数字或邻、间、对表示取代基的位置。例如：

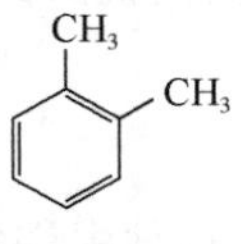

1,2-二甲苯
(邻二甲苯)

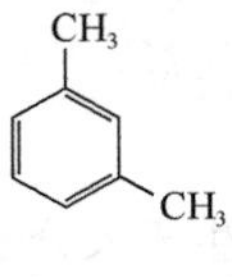

1,3-二甲苯
(间二甲苯)

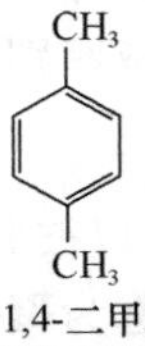

1,4-二甲苯
(对二甲苯)

芳香烃分子中去掉一个氢原子,剩余部分称为芳香烃基,用 Ar—表示。例如:

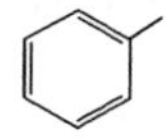

或　C_6H_5—

苯基

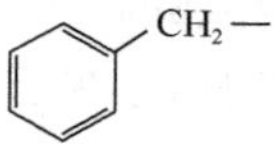

—　或　C_6H_5—CH_2—

苯甲基(苄基)

三、苯及其同系物的性质

苯及其同系物一般是无色且有芳香气味的液体,难溶于水,易溶于乙醇、乙醚和丙酮等有机溶剂,密度为 $0.86\sim0.90g/cm^3$。苯及其同系物具有一定的毒性。

由于苯环碳原子之间的作用力较大,苯环不易破裂。苯及其同系物很难发生氧化反应和加成反应,易发生 C—H 键断裂的取代反应。

(一) 卤代反应

以铁粉或卤化铁作为催化剂,苯与卤素作用,苯环上的氢原子被卤素原子取代,生成卤苯的反应称为**卤代反应**。例如:

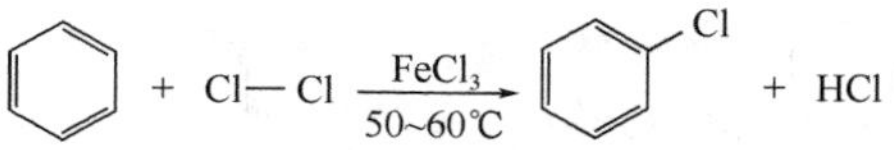

$$\text{苯} + Cl—Cl \xrightarrow[50\sim60℃]{FeCl_3} \text{氯苯(Cl)} + HCl$$

氯苯

氯苯有毒,是合成药物的原料。

(二) 硝化反应

苯与浓硝酸和浓硫酸共热,苯环上的氢原子被硝基($—NO_2$)取代,生成硝基苯的反应称为**硝化反应**。

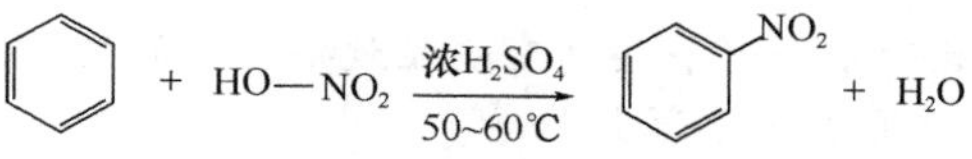

$$\text{苯} + HO—NO_2 \xrightarrow[50\sim60℃]{浓H_2SO_4} \text{硝基苯}(NO_2) + H_2O$$

硝基苯

硝基苯毒性强,是合成药物的原料。

(三) 磺化反应

苯与浓硫酸共热,苯环上的氢原子被磺酸基($—SO_3H$)取代,生成苯磺酸的反应称为**磺化反应**。

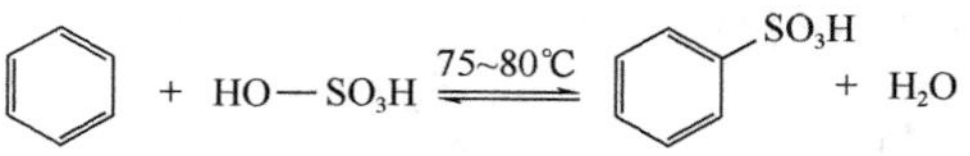

$$\text{苯} + HO—SO_3H \underset{75\sim80℃}{\overset{}{\rightleftharpoons}} \text{苯磺酸}(SO_3H) + H_2O$$

苯磺酸

苯难溶于水,苯环上引入磺酸基,生成物苯磺酸易溶于水。在制药工业上常在药物分子中引入水溶性基团来增大药物的水溶性。

知识拓展

亲油基和亲水基

亲油基是指难溶于水而易溶于非极性或弱极性溶剂的基团,有烃基、卤素原子、硝基($—NO_2$)等。

亲水基是指易溶于水的基团,有$—SO_3H$、$—COOH$、$—OH$、$—NH_2$ 等。

洗衣粉为十二烷基苯磺酸钠$\left(C_{12}H_{25}\text{—}\bigcirc\text{—}SO_3Na\right)$,分子中既有亲油基$C_{12}H_{25}$—$\bigcirc$—,又有亲水基$—SO_3Na$,所以洗衣粉既与油相溶,又与水相溶。

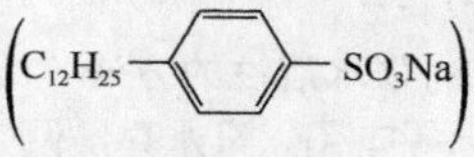

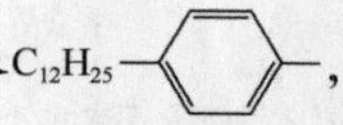

四、稠环芳香烃

由两个或两个以上的苯环共用相邻的两个碳原子相互稠合而成的多环芳香烃称为稠环芳香烃。重要的稠环芳香烃有萘、蒽和菲，它们均存在于煤焦油中。

（一）萘

萘的分子式为 $C_{10}H_8$，是由两个苯环稠合而成，结构式如下：

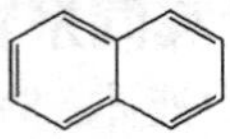

萘为白色片状结晶，熔点为 80.6℃，沸点为 218℃，在室温下易升华，具有特殊气味，不溶于水。萘有一定的毒性。萘用于制备染料，也用于制备驱虫剂（俗称卫生球或樟脑丸）。

（二）蒽和菲

蒽和菲的分子式都是 $C_{14}H_{10}$，两者互为同分异构体，都是由 3 个苯环稠合而成，蒽为直线稠合，菲为角式稠合。蒽和菲的结构式如下：

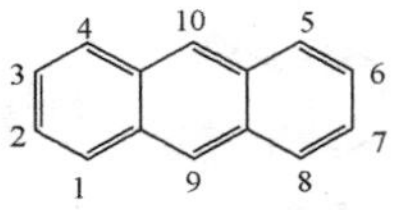

蒽

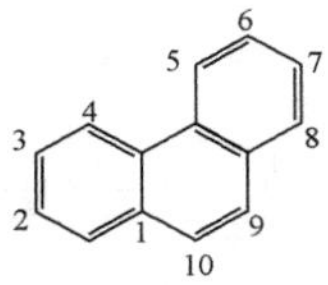

菲

蒽为无色片状结晶，熔点为 216℃，沸点为 340℃，能升华，不溶于水。菲为带光泽的无色晶体，熔点为 101℃，沸点为 340℃，不溶于水。

知识拓展

致癌烃

20 世纪初，人们发现煤焦油中含有一些具有明显致癌作用的稠环芳香烃，称为致癌烃，如 1,2,5,6-二苯并蒽、1,2,3,4-二苯并菲和 1,2-苯并芘等。

1,2,5,6- 二苯并蒽

1,2,3,4- 二苯并菲

芘

1,2- 苯并芘

其中 1,2-苯并芘具有极强的致癌作用，许多有机化合物在高温时都能产生 1,2-苯并芘。

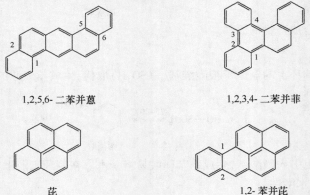

阅读材料

增大有机药物水溶性的方法

增大有机药物水溶性的方法有：①在有机药物分子中引入亲水基。例如，丹参酮ⅡA 为脂溶性物质，引入亲水基—SO_3Na 生成丹参酮ⅡA 磺酸钠，水溶性增大，制成注射液。②将酸性有机药物制成钠盐或钾盐。例如，青霉素 G 是一种有机酸，微溶于水，将青霉素 G 制成青霉素钾或青霉素钠，以增大其水溶性。③将含氮碱性有机药物制成铵盐。例如，将普鲁卡因制成盐酸普鲁卡因注射液，供注射用。④加入乳化剂。例如，脂肪乳注射剂：大豆油 100g，卵磷脂 12g，甘油 22.5g，注射用水加至 1000ml；卵磷脂为乳化剂，既亲油又亲水，可防止脂肪凝聚。

自 测 题

一、选择题

1. 下列烷烃,对周围神经系统有损害的是( )
　　A. 甲烷　　　　　　B. 石油醚
　　C. 石蜡　　　　　　D. 凡士林

2. 下列哪种物质在水中溶解度最小( )
　　A. 凡士林　　　　　B. 乙醇
　　C. 乙酸　　　　　　D. 葡萄糖

3. 下列化合物,不属于烃的是( )
　　A. CH_3CH_3　　　　B. CH_3OH
　　C. C_6H_6　　　　　D. C_3H_6

4. 关于烷烃的叙述,错误的是( )
　　A. 容易燃烧
　　B. 常温常压下化学性质稳定
　　C. 难溶于水
　　D. 分子通式为 C_nH_{2n}

5. 下列物质不能燃烧的是( )
　　A. 汽油　　　　　　B. 乙醇
　　C. 甲烷　　　　　　D. 二氧化碳

6. 烯烃的分子通式是( )
　　A. C_nH_{2n+2}　　　　B. C_nH_{2n+1}
　　C. C_nH_{2n}　　　　　D. C_nH_{2n-1}

7. 烯烃的官能团是( )
　　A. 碳碳单键　　　　B. 碳碳双键
　　C. 碳碳叁键　　　　D. 碳氢单键

8. 下列哪种物质能与高锰酸钾酸性溶液反应而使其紫红色立即褪去( )
　　A. 乙烯　　　　　　B. 乙烷
　　C. 石蜡　　　　　　D. 己烷

二、填空题

1. 烷烃分子去掉 1 个氢原子剩余的原子团称为_____。
CH_3—称为_____,CH_3CH_2—称为_____。

2. 烷烃的化学性质较稳定,在通常情况下不与_____、_____、_____ 和 _____反应。

3. 烷烃可以在空气中燃烧,生成_____和_____,并放出大量的热。

4. 鉴别烷烃和烯烃时,可用高锰酸钾酸性溶液,能使高锰酸钾酸性溶液褪色的是_____,不能褪色的是_____。

5. 乙烯发生聚合反应生成_____,该物质可用来制作输液容器、医用导管及整形材料等。

6. 最简单的芳香烃是_____,它的分子式为_____,结构式为_____。

7. 芳香烃是指分子中含有_____结构的烃。芳香烃难溶于水,均_____毒。

三、写出下列化合物的名称

1. 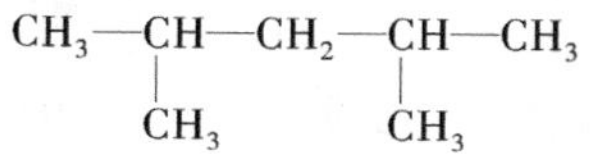 CH_3—CH—CH_2—CH—CH_3
　　　　　|　　　　　|
　　　　CH_3　　　CH_3

2. CH_3—CH_2—CH_2—CH—CH—CH_3
　　　　　　　　　　　　|　　|
　　　　　　　　　　CH_2CH_3　CH_3
　　(上方: CH_3)

3. CH_2=CH—CH—CH_3
　　　　　　　|
　　　　　　CH_3

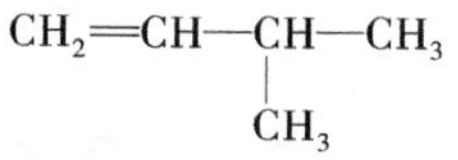

4. 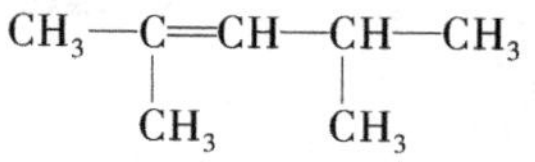 CH_3—C=CH—CH—CH_3
　　　　　|　　　　　|
　　　　CH_3　　　CH_3

5. 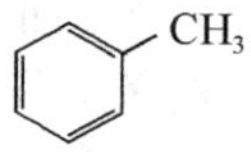 （苯环 —CH_3）

6. 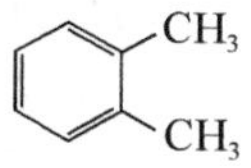 （苯环 带两个 —CH_3）

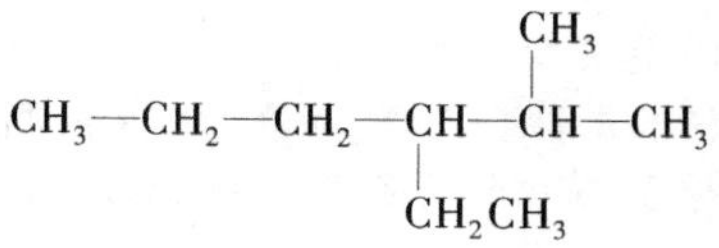

（罗心贤）

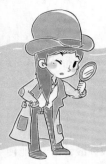
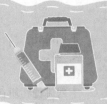

第7章
醇　酚　醚

　　醇、酚、醚都属于烃的含氧衍生物,是常见的有机化合物,有的直接用作药物,有的则为合成药物的原料,它们与医学关系密切。例如,乙醇俗称酒精,75%的乙醇用作消毒剂;55%的丙三醇水溶液(又称开塞露)用来灌肠以治疗便秘;3%~5%的苯酚溶液可用于消毒外科器具;乙醚曾是医药上常用的全身麻醉剂等。

　　醇、酚、醚可分别用下列结构通式表示:

$$R—OH \qquad Ar—OH \qquad (Ar)R—O—R'(Ar')$$
$$醇 \qquad\qquad 酚 \qquad\qquad 醚$$

第 1 节　醇

知识回顾

　　1. 官能团是决定一类有机化合物化学特性的基团。
　　2. 烃包括脂肪烃(烷烃、烯烃、炔烃)、脂环烃与芳香烃。
　　3. 伯碳原子与1个碳原子直接相连,仲碳原子与2个碳原子直接相连,叔碳原子与3个碳原子直接相连。

一、醇的结构、分类和命名

(一) 醇的结构

　　水分子(H—O—H)中去掉1个氢原子而剩下的原子团(—OH)称为**羟基**。

　　脂肪烃、脂环烃或芳香烃侧链上的氢原子被羟基取代后的生成物称为醇。羟基(—OH)是醇的官能团,称为醇羟基。醇是由烃基和羟基两部分共同组成,可用 R—OH 结构通式来表示。

(二) 醇的分类

　　(1) 根据分子中羟基的数目,醇可分为一元醇和多元醇(表7-1)。

表 7-1　根据分子中羟基的数目给醇分类

类别	结构特点	举例
一元醇	分子中只含有一个羟基	CH_3OH 甲醇(一元醇)
多元醇	分子中含有两个或两个以上羟基	$\begin{array}{ccc} CH_2—CH—CH_2 \\ \| \quad \| \quad \| \\ OH \quad OH \quad OH \end{array}$ 丙三醇(三元醇)

　　(2) 在一元醇中,根据羟基所连碳原子的类型,醇又可分为伯醇(1°醇)、仲醇(2°醇)和叔醇(3°醇)(表7-2)。

表 7-2 根据羟基所连碳原子的类型给醇分类

类别	结构特点	举例
伯醇	羟基连接在伯碳原子上	$CH_3{-}CH_2{-}OH$ 乙醇
仲醇	羟基连接在仲碳原子上	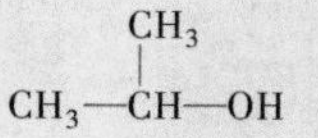 $CH_3{-}\overset{\underset{\displaystyle OH}{\vert}}{CH}{-}CH_3$ 2-丙醇
叔醇	羟基连接在叔碳原子上	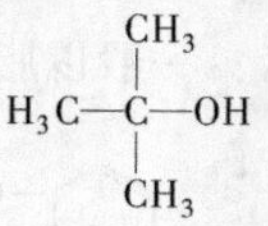 2-甲基-2-丙醇

（3）根据羟基所连烃基的种类,醇可分为脂肪醇、脂环醇和芳香醇（表 7-3）。

表 7-3 根据羟基所连烃基的种类给醇分类

类别	结构特点	举例
脂肪醇	羟基与脂肪烃基相连	CH_3OH 甲醇
脂环醇	羟基与脂环烃基相连	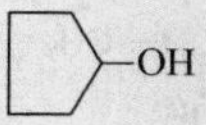 环戊醇
芳香醇	羟基连接在芳香烃侧链上	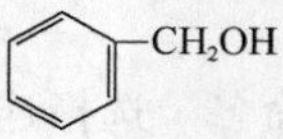 苯甲醇

饱和一元脂肪醇的结构通式是 $C_nH_{2n+1}OH$,组成通式为 $C_nH_{2n+2}O$。

（三）醇的命名

醇的命名有系统命名法和普通命名法。对于结构较复杂的醇,一般采用系统命名法。

1. 饱和一元脂肪醇的命名

（1）选主链:选择包括羟基所连接的碳原子在内的最长碳链作为主链,按主链上所含碳原子的数目称为"某醇"。

（2）给主链编号:从靠近羟基的一端开始,用阿拉伯数字依次给主链碳原子编号,羟基所连的碳原子的位次即为羟基的位次,把表示羟基位次的编号写在"某醇"之前,中间用半字线隔开,若羟基连在第 1 位碳时,位次也可以省略。

（3）写出名称:把支链作为取代基,并按取代基从小到大的顺序,将取代基的位次、数目、名称依次写在"某醇"的前面,阿拉伯数字与汉字之间用半字线隔开。

饱和一元脂肪醇的系统命名的名称（含半字线位置）为:取代基位次-取代基的数目、名称-官能团（醇羟基）位次-主链名称（某醇）。例如:

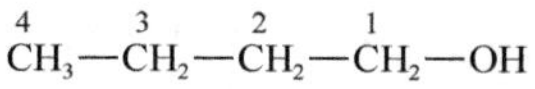

$$\overset{4}{CH_3}{-}\overset{3}{CH_2}{-}\overset{2}{CH_2}{-}\overset{1}{CH_2}{-}OH$$

1-丁醇(丁醇)

$$\overset{1}{CH_3}{-}\overset{2}{\underset{\underset{\displaystyle OH}{\vert}}{CH}}{-}\overset{3}{CH_2}{-}\overset{4}{CH_3}$$

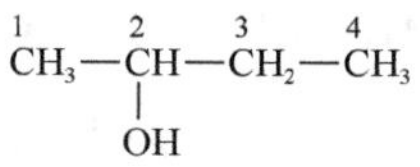

2-丁醇

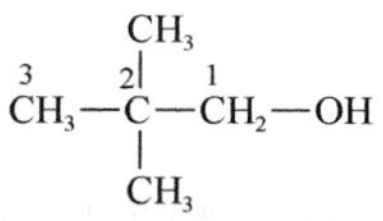

2,2-二甲基-1-丙醇(2,2-二甲基丙醇)

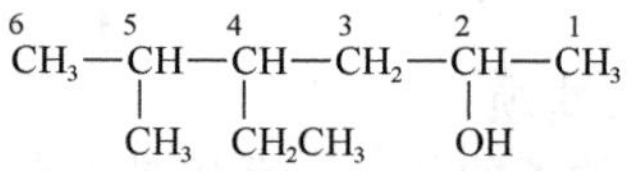

5-甲基-4-乙基-2-己醇

2. 脂环醇的命名 在"醇"字前加上脂环烃基的名称,通常省去"基"字,称为"环某醇"。若脂环上有取代基,则从羟基所在的碳原子开始,按"取代基位次总和最小"的原则给环上的碳原子编号,将取代基的位次、数目、名称依次写在"环某醇"的名称之前。例如：

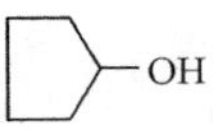

环戊醇 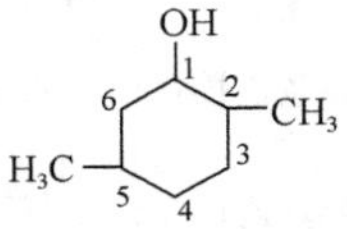　　　　　　　　　　　　2,5-二甲基环己醇

3. 芳香醇的命名　一般以脂肪醇为母体,将苯基作为取代基。例如：

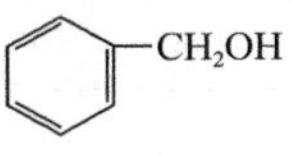

苯甲醇 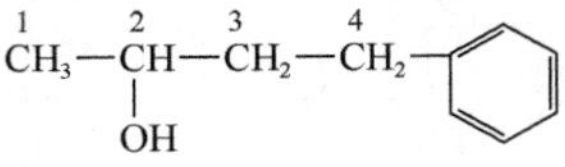　　　　　　　　　　　　4-苯基-2-丁醇

问题7-1:用系统命名法命名下列化合物。

1. 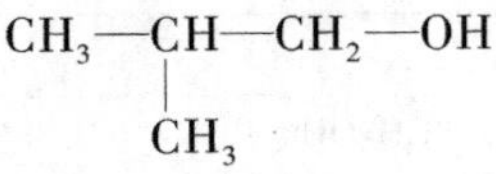 $CH_3—CH—CH_2—OH$
　　　　｜
　　　　CH_3

2. $CH_3—CH—OH$
　　　　｜
　　　　CH_3

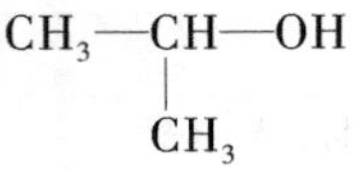

3.

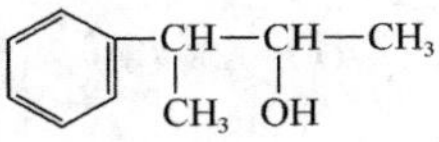

4.

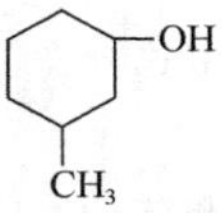

4. 多元醇的命名　选择连有尽可能多个羟基的最长碳链为主链,根据主链中碳原子及羟基的数目称为某二醇、某三醇等,并将羟基的位次写在"某醇"前面。例如：

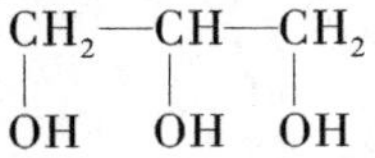

1,2,3-丙三醇(丙三醇) 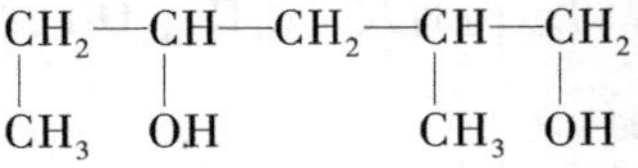　　　　　2-甲基-1,4-己二醇

醇的命名除系统命名法外,根据醇的来源或性质,医药学上也常用俗名。例如,乙醇俗称酒精,丙三醇俗称甘油等。另外,醇的命名方法还有普通命名法。

知识拓展

醇的普通命名法

醇的普通命名法一般仅用于结构简单的一元醇的命名,命名方法是在"醇"字前加上烃基名称,通常"基"字可省略。例如：

正丁醇　　　　　　　　　　　　异丁醇

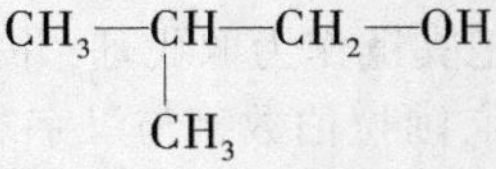

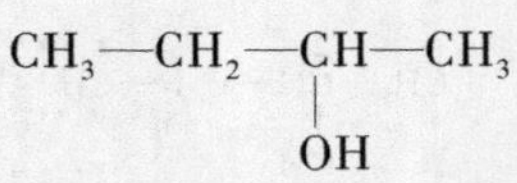

仲丁醇 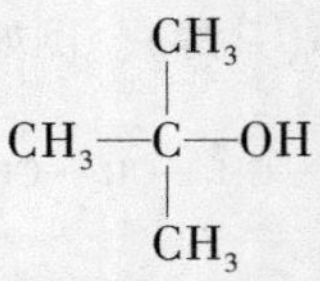　　　　　　　　　　　　叔丁醇

二、醇的性质

(一) 物理性质

含1~3个碳原子的低级一元醇是无色的透明中性液体,具有特殊的芳香气味和辛辣味道(酒味)。含4~11个碳原子的中级醇是带有难闻气味的油状液体。含有12个碳原子以上的高级醇则是无色、无味的蜡状固体。低级醇能与水以任意比例混溶,但随着相对分子质量的增大溶解度随之减小。例如,甲醇、乙醇、丙醇、异丙醇可以与水以任意比例混溶,丁醇、戊醇仅部分溶于水,己醇、庚醇微

溶于水,壬醇以上则不溶于水。

羟基是醇的官能团,醇的主要化学性质都发生在羟基以及与其相连的碳原子上。

（二）化学性质

1. 与活泼金属的反应　醇与水在结构上有相似之处,和活泼金属反应时,醇羟基中的氢原子能被活泼金属(钠、钾)所置换,生成醇钠(钾)和氢气。

【演示实验7-1】　在一支干燥的试管里加入约2ml无水乙醇,再放一粒(绿豆大小)用滤纸吸干煤油的金属钠,用大拇指堵住试管口,观察反应现象。反应结束后,放开拇指,迅速用火柴点燃生成的气体,观察现象。冷却,然后向试管内滴加水直到固体消失,再加1滴酚酞试液,观察溶液颜色变化(金属钠和乙醇的反应如实验彩图7-1所示)。

实验结果表明,乙醇与金属钠反应,放出氢气并生成乙醇钠。但醇与钠的反应不如水与钠的反应剧烈,说明醇的酸性比水弱。

醇钠是一种白色固体,遇水后强烈水解为醇和氢氧化钠。由于醇是比水更弱的酸,因而醇钠的碱性比氢氧化钠还要强。乙醇钠的水溶液显碱性,遇酚酞变红。

乙醇和钠的反应及乙醇钠水解的反应如下:

$$2CH_3—CH_2—OH + 2Na \longrightarrow 2\ CH_3—CH_2—ONa + H_2 \uparrow$$
乙醇　　　　　　　　　　乙醇钠

$$CH_3—CH_2—ONa + H_2O \longrightarrow CH_3—CH_2—OH + NaOH$$

常温下,含羟基(—OH)的化合物均能与活泼金属(钠、钾)反应放出氢气。

2. 脱水反应　醇在脱水剂(如浓硫酸等)存在下加热,可发生脱水反应,其脱水方式随反应温度不同而异。

（1）分子内脱水:温度较高时,醇发生分子内脱水生成烯烃。例如,乙醇与浓硫酸共热到170℃左右,发生分子内脱水,生成乙烯。其反应式为

$$\underset{乙醇}{\overset{CH_2—CH_2}{\underset{|\qquad|}{H\quad OH}}} \xrightarrow[170℃]{浓H_2SO_4} \underset{乙烯}{CH_2{=}CH_2 + H_2O}$$

在适当条件下,从一个有机化合物分子中脱去一个小分子(如水、卤化氢等)生成不饱和化合物的反应称为**消除反应(也称消去反应)**。

（2）分子间脱水:温度较低时,醇可发生分子间脱水生成醚。例如,乙醇在浓硫酸存在下加热到140℃,发生分子间脱水生成乙醚。反应式为

$$\underset{乙醇}{CH_3—CH_2—OH} + \underset{乙醇}{HO—CH_2—CH_3} \xrightarrow[140℃]{浓H_2SO_4} \underset{乙醚}{CH_3—CH_2—O—CH_2—CH_3} + H_2O$$

醇分子去掉羟基中的氢原子后剩下的原子团称为烃氧基(RO—)。 例如:

$$CH_3O— \qquad\qquad CH_3CH_2O—$$
甲氧基　　　　　　　乙氧基

3. 氧化反应　**在有机反应中,通常将去氢或加氧的反应称为氧化反应,加氢或去氧的反应称为还原反应。**

在一定条件下,醇分子中含 α-H 原子(与羟基直接相连的碳原子上的氢)的伯醇、仲醇很容易被多种氧化剂氧化。醇的结构不同,其氧化产物也不同。

【演示实验7-2】　在一支试管中加1.5mol/L硫酸3ml,再加0.17mol/L重铬酸钾溶液1ml,然后再逐滴加入乙醇数滴,边加边振摇试管,注意观察整个过程中溶液的颜色变化(乙醇与酸性重铬酸钾的氧化反应如实验彩图7-2所示)。

由实验可以看出，重铬酸钾溶液的颜色由橙红色（$Cr_2O_7^{2-}$）变为绿色（Cr^{3+}），最终 Cr^{3+} 结合 H_2O 形成灰蓝色的溶液。这一现象表明乙醇被重铬酸钾氧化，同时重铬酸钾被还原。

用重铬酸钾（$K_2Cr_2O_7$）的酸性溶液作为氧化剂，伯醇被氧化生成醛，醛进一步被氧化生成羧酸，仲醇则被氧化为酮，同时 $K_2Cr_2O_7$ 溶液的颜色由橙红色变为绿色；叔醇因分子中不含 α-H，在同样条件下不能被氧化。所以，利用该反应可将叔醇与伯醇、仲醇区别开来。

$$RCH_2OH \xrightarrow{[O]} RCHO \xrightarrow{[O]} RCOOH$$

$$R\overset{OH}{\underset{|}{\underset{}{C}}}HR' \xrightarrow{[O]} R\overset{O}{\overset{\|}{C}}R'$$

式中，[O]代表加氧氧化，它来自氧化剂，如重铬酸钾的酸性溶液、高锰酸钾的酸性溶液等。

伯醇和仲醇不仅可以发生加氧氧化，还可以在活性铜或银等催化剂存在下直接发生脱氢氧化，分别生成醛和酮。叔醇分子中没有 α-H，因而无此反应。

$$R-CH_2-OH \xrightarrow[-2H]{催化剂} R-\overset{O}{\overset{\|}{C}}-H'$$

$$R-\overset{OH}{\underset{|}{C}}H-R' \xrightarrow[-2H]{催化剂} R-\overset{O}{\overset{\|}{C}}-R'$$

式中，-2H 代表脱氢氧化。

由以上反应可以看出，**伯醇氧化生成醛，仲醇氧化生成酮。由于叔醇分子中没有 α-H 原子，所以在同样的条件下不易被氧化。**

知识拓展

饮酒过量会导致乙醇中毒

乙醇在人体内的代谢过程主要在肝脏中进行。先是在醇脱氢酶作用下氧化为乙醛，乙醛对人体有害，但它很快会在醛脱氢酶作用下氧化为乙酸，乙酸可被细胞利用。但肝脏不能转化过量的乙醇，所以饮酒过量时，大量的乙醇就继续存留在血液中，在体内循环中导致乙醇中毒症状，严重时甚至可使呼吸、心跳抑制而死亡。

问题 7-2：写出 CH_3OH 脱氢氧化产物的结构简式。

三、常见的醇

（一）甲醇

甲醇（CH_3OH）最初由木材干馏所得，因此俗称木醇或木精，是无色易燃液体，有乙醇味，沸点为 64.7℃，能与水和乙醇互溶，其毒性很大。工业酒精中往往含有的甲醇超标。

甲醇在体内主要作用于神经系统。甲醇在酶的作用下，先氧化成甲醛，继而氧化成甲酸。甲酸导致酸中毒症状；甲醛则对视网膜细胞有特殊的毒性作用，还可引起神经系统的功能障碍，对肝脏也有毒性作用。甲醇可经消化道、呼吸道、皮肤接触进入机体，主要聚集在脑脊液、眼房水和玻璃体内，经肺缓慢排出一些，肾脏也可排出一小部分，因此这些组织受到的损害最大。甲醇中毒主要造成脑水肿、充血、脑膜出血；视神经和视网膜萎缩；肺充血、水肿；肝、肾浊肿等。人体摄入 5～10ml 甲醇即可引起中毒，10ml 以上可造成失明，30ml 可导致死亡。

在实际工作中应尽量避免使用甲醇，尤其是有神经系统疾患及眼病者。必须使用时，所用仪器设备应充分密闭，工作环境应通风，若皮肤污染应及时冲洗，以免受到甲醇的毒害。

（二）乙醇

乙醇（CH_3CH_2OH）是无色透明、易挥发、易燃的液体，是饮用酒的主要成分，因此俗称酒精，沸点为78.5℃,能与水混溶。乙醇是常用的燃料和溶剂,也用于制取其他化合物,乙醇在临床上应用广泛。

（1）无水乙醇:乙醇含量大于99.5%,无水乙醇又称绝对酒精,主要用作化学试剂,是重要的有机溶剂和化工原料。

（2）药用酒精:乙醇含量为95%的乙醇溶液,在医药中主要用于提取中草药的有效成分,配制液体试剂、碘酊(俗称碘酒)、消毒酒精、擦浴酒精等,也用于燃烧灭菌。

（3）消毒酒精:乙醇含量为75%的乙醇溶液,能使蛋白质脱水变性凝固,干扰微生物的新陈代谢,抑制细菌繁殖,因此具有杀菌消毒作用。

（4）擦浴酒精:乙醇含量为25%～35%的乙醇溶液,常用来给高热患者擦浴,利用乙醇挥发时能吸收热量这一性质达到退热、降温的目的。

乙醇还有其他的应用形式。例如,用手蘸50%的乙醇溶液给长期卧床的患者按摩皮肤,可促进血液循环,防止压疮。30%的乙醇溶液用于患者的头发护理,湿润头发缠结处,以便梳理。

（三）丙三醇

丙三醇（$\begin{matrix} CH_2-CH-CH_2 \\ | \quad\quad | \quad\quad | \\ OH \quad OH \quad OH \end{matrix}$）俗称甘油,是一种无色、无臭、略带甜味的黏稠性液体,沸点为290℃,比水重,能与水以任意比例混溶。纯甘油吸湿性很强,对皮肤有刺激作用,如果将纯甘油涂抹在皮肤上,则反而将皮肤中水分吸出致使皮肤干裂。当含20%以上的水时,甘油溶液即不再吸水。所以使用时应先用适量的水稀释。稀释后的甘油溶液可以用来润泽皮肤,防止皮肤干裂。

甘油在药剂上常做溶剂,如酚甘油、碘甘油等。临床上常用55%的甘油水溶液(开塞露)来灌肠以治疗便秘,尤其适用于儿童及年老体弱者便秘的治疗。

甘油能与新制得的氢氧化铜反应生成深蓝色透明溶液。

【演示实验7-3】 在一支试管中分别加入0.5mol/L $CuSO_4$ 溶液2ml 和2mol/L NaOH 溶液3ml,得到 $Cu(OH)_2$ 沉淀。将沉淀分装在另外两支试管中,在其中一支试管中加入甘油15滴,另一支试管中加入乙醇15滴,用力振荡,观察有何现象发生(甘油的鉴别反应如实验彩图7-3所示)。

在实验中可以看到,加入甘油的试管形成了深蓝色的溶液。反应式如下:

$$CuSO_4+2NaOH === Na_2SO_4+ Cu(OH)_2\downarrow$$

$$\begin{matrix} CH_2-OH \\ | \\ CH-OH \\ | \\ CH_2-OH \end{matrix} + Cu(OH)_2 \longrightarrow \begin{matrix} CH_2-O \\ | \quad\quad\quad \diagdown \\ CH-O \quad Cu \\ | \\ CH_2-OH \end{matrix} + 2H_2O$$

甘油　　　　　　　　　甘油铜(深蓝色)

具有邻二醇（$\begin{matrix} | \quad\quad | \\ -C-C- \\ | \quad\quad | \\ OH \quad OH \end{matrix}$）结构的化合物,都能与新制的氢氧化铜反应生成深蓝色的产物;而不

具有邻二醇结构的化合物无此反应,因而这一性质常用于鉴别具有邻二醇结构的化合物。

问题7-3:用化学方法鉴别2,3-二甲基丁醇和2,3-丁二醇。

（四）甘露醇

甘露醇（$\begin{matrix} CH_2-CH-CH-CH-CH-CH_2 \\ | \quad\quad | \quad\quad | \quad\quad | \quad\quad | \quad\quad | \\ OH \quad OH \quad OH \quad OH \quad OH \quad OH \end{matrix}$）又名己六醇,是一种无色无嗅的晶体粉末,易溶于水,略有甜味。它广泛分布于植物中,许多蔬菜及果实中都含有。

临床上常用的200g/L甘露醇溶液是高渗溶液,其注入静脉后,由于在体内很少被分解,造成一时性血液渗透压提高,通过渗透压的差别,使组织中水分进入血液,从而减轻组织水肿,因此可用于治疗脑水肿,以降低颅内压。甘露醇还是临床上常用的脱水剂,也可作为利尿药。

问题 7-4：写出下列物质的结构简式。

1. 乙醇　2. 甘油　3. 甘露醇

第 2 节　酚

知识回顾

脂肪烃基、脂环烃基或芳香烃侧链上的烃基与羟基相连的化合物称为醇,醇的官能团是醇羟基(—OH)。通常所说的芳香烃一般是指分子中含有苯环结构的烃。芳香烃分子中去掉一个氢原子剩余的基团称为芳香烃基,常用 Ar—表示。

一、酚的结构和分类

酚是羟基与芳香环碳原子直接相连的化合物。酚中的羟基又称为酚羟基,是酚的官能团。由此可见,酚是由芳香烃基和酚羟基共同组成的,通式可表示为 Ar—OH。例如:

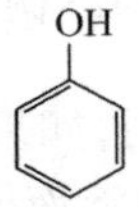

苯酚 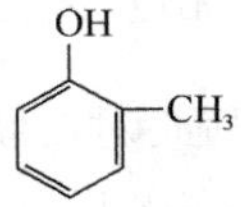　　　　　　邻甲(基苯)酚 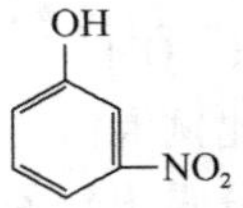　　　　　间硝基苯酚

根据分子中所含酚羟基的数目,酚可分为一元酚、二元酚和三元酚等。一般将二元以上的酚统称为多元酚。

二、酚 的 命 名

(一) 一元酚的命名

一元酚的命名是以**苯酚**为母体,苯环上其他原子、原子团或烃基作为取代基,从酚羟基所在的碳原子开始对苯环编号,将取代基的位次、数目及名称写在母体名称之前;也可用邻、间、对来表示取代基与酚羟基间的位置关系。例如:

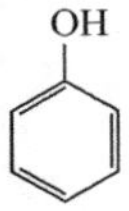

苯酚 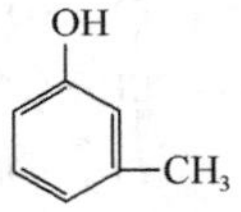　　　　　3-甲(基苯)酚　　　　2,4,6-三硝基苯酚
　　　　　　　（间甲酚）

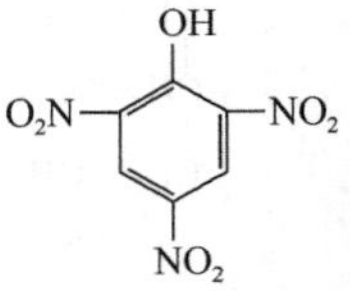

(二) 二元酚的命名

二元酚命名时以**二酚**为母体,两个酚羟基间的相对位置用阿拉伯数字或邻、间、对表示。例如:

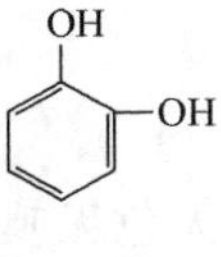

1,2-苯二酚　　　　　1,3-苯二酚　　　　　1,4-苯二酚
（邻苯二酚）　　　　 （间苯二酚）　　　　 （对苯二酚）

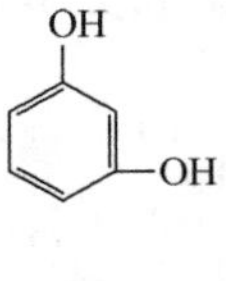

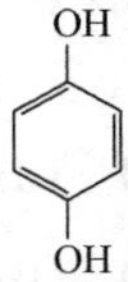

(三) 三元酚的命名

三元酚命名时,以**三酚**为母体,酚羟基的相对位置用阿拉伯数字或连、偏、均表示。例如:

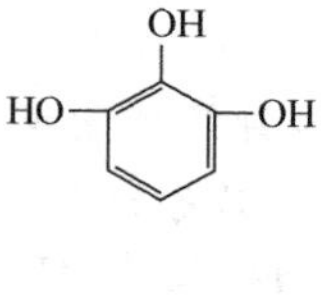

1,2,3-苯三酚　　　　　1,2,4-苯三酚　　　　　1,3,5-苯三酚
（连苯三酚）　　　　　（偏苯三酚）　　　　　（均苯三酚）

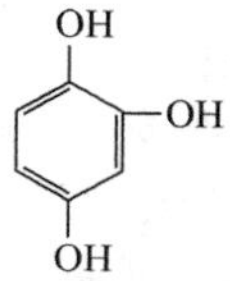

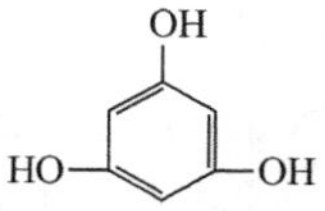

问题7-5：写出苯甲醇和苯酚的结构简式，比较芳香醇和酚在结构上的异同。

三、酚 的 性 质

（一）物理性质

常温下，大多数酚都是固体。酚具有特殊的气味，有毒，对皮肤有腐蚀作用。纯净的酚无色，但由于酚易被空气氧化，因此常带有不同程度的黄色或红色。酚能溶于乙醇、乙醚、苯等有机溶剂。一元酚微溶于水，多元酚易溶于水。

（二）化学性质

酚和醇都含有羟基，因而它们的化学性质有相似之处，但由于羟基所连接的烃基不同，因此其化学性质又有明显差别。酚的主要化学性质如下：

1. 弱酸性　酚羟基由于受苯环的影响而表现出酸性。酚的酸性比醇强得多，它不仅能与钾、钠等活泼金属反应放出氢气，还能与氢氧化钠等强碱发生中和反应，而醇则不能与氢氧化钠等强碱反应。

【演示实验7-4】　取一支试管，加入少量苯酚晶体，加入水至苯酚完全溶解，再加入少量苯酚晶体，振荡后得到浑浊液（苯酚常温下微溶于水），然后再往试管里逐滴加入2mol/L的氢氧化钠溶液，边加边振荡，直至溶液变澄清，最后滴加0.1mol/L的乙酸溶液，振摇，溶液又变浑浊（苯酚的弱酸性实验如实验彩图7-4所示）。

实验表明，苯酚具有弱酸性，可以和氢氧化钠反应生成易溶于水的苯酚钠。

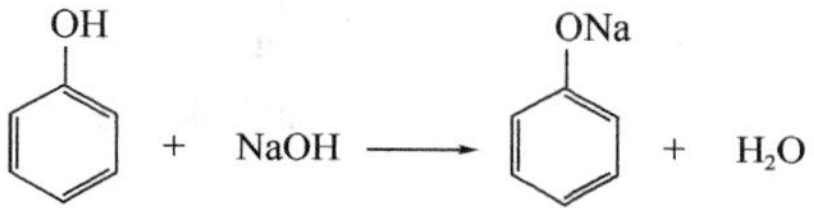

苯酚　　　　　　　　　　苯酚钠

向澄清的苯酚钠溶液中滴加乙酸，可使苯酚游离出来，说明苯酚的酸性比乙酸还弱。

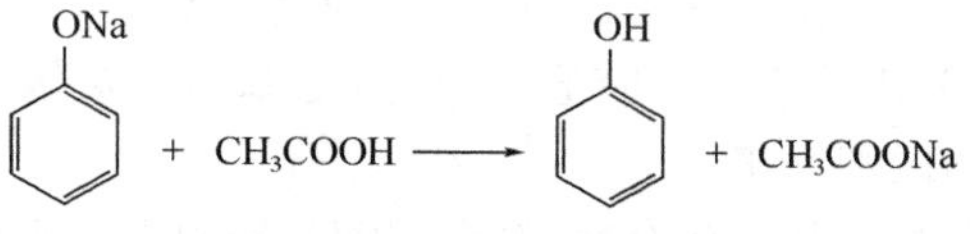

多数酚的酸性比乙酸、碳酸弱，因此酚不能将乙酸、碳酸从其盐中置换出来；苯酚只能溶于碱性较强的氢氧化钠或碳酸钠溶液中，但不能溶于碱性较弱的碳酸氢钠溶液。

2. 氧化反应

【演示实验7-5】　在一支试管中加入2mol/L氢氧化钠溶液2ml，然后加0.03mol/L高锰酸钾溶液2~3滴，再滴加0.2mol/L苯酚溶液2~3滴，观察发生的变化（苯酚与碱性高锰酸钾的反应如实验彩图7-5所示）。

实验结果表明，苯酚能被碱性高锰酸钾溶液氧化，高锰酸钾溶液的紫色褪去。

知识拓展

高锰酸钾溶液

高锰酸钾($KMnO_4$),又称过锰酸钾,俗称灰锰氧、PP粉。高锰酸钾是黑紫色晶体,易溶于水,其水溶液为玫瑰红色,是一种强氧化剂,可杀灭细菌。高锰酸钾是家庭必备的常用消毒药。

用1∶1000的高锰酸钾清洗,可治疗感染创面,如褥疮、痔疮等;用于浸泡,可消毒蔬菜、水果和餐具。用1∶5000的高锰酸钾外洗或坐浴,能用于治疗妇科炎症,有助于控制感染,促进愈合;也可祛除腋臭和脚臭。

在强碱性(如NaOH)溶液中,高锰酸钾仍具有强氧化性,能将还原物氧化,同时本身被还原为K_2MnO_4(亮绿色)和MnO_2(黑色沉淀)。因此,当在高锰酸钾的碱性溶液中加入苯酚时,溶液呈绿色并伴有黑色沉淀生成。

酚类很容易被氧化,氧化产物很复杂。例如,纯净的苯酚是无色晶体,在空气中能被氧化成粉红色、红色或暗红色。若用重铬酸钾和硫酸做氧化剂,苯酚可被氧化成对苯醌。多元酚更易被氧化,甚至在室温下也能被弱氧化剂氧化。由于酚类容易被氧化,因此在保存酚及含有酚羟基的药物(如肾上腺素等)时,应避免与空气接触,必要时须加抗氧剂。酚类也可以被用作抗氧剂。

3. 与溴水的反应　由于苯环受酚羟基的影响,苯环上酚羟基的邻位和对位的氢原子很容易发生取代反应。

【演示实验7-6】　在盛有1ml饱和苯酚溶液的试管中逐滴加入饱和溴水,观察现象(苯酚与溴水的反应如实验彩图7-6所示)。

实验结果表明,苯酚容易与饱和溴水发生反应,生成白色沉淀。此反应灵敏度很高,且可定量进行,也是苯酚特有的反应,因此,常用于苯酚的鉴别和定量分析。

苯酚与饱和溴水的反应式为

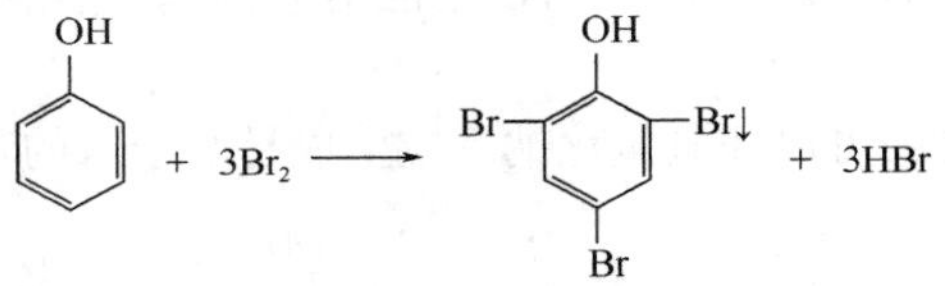

苯酚　　　　　　　　　　2,4,6-三溴苯酚(白色)

4. 与三氯化铁的显色反应

【演示实验7-7】　在试管中加入0.1mol/L苯酚溶液2ml,然后滴加2滴0.06mol/L的$FeCl_3$溶液,振荡,观察现象(苯酚与$FeCl_3$的显色反应如实验彩图7-7所示)。

$$C_6H_5OH + FeCl_3 \longrightarrow 紫色化合物$$

实验结果表明,苯酚和三氯化铁溶液反应显紫色,这是苯酚很灵敏的特性反应。因此,常利用这一反应把苯酚与其他类化合物区别开来。

三氯化铁溶液与大多数含酚羟基的化合物都能发生显色反应。例如,三氯化铁溶液与苯酚、间苯二酚、1,3,5-苯三酚反应显紫色;与甲酚反应显蓝色;与邻苯二酚、对苯二酚反应显绿色;与1,2,3-苯三酚反应显红色等。酚的这一特性可用于酚的鉴别。

问题7-6:试用化学方法鉴别乙醇、甘油和苯酚的水溶液。

四、常见的酚

(一) 苯酚

苯酚(C_6H_5OH)简称酚,由于最初由分离煤干馏后的煤焦油所得,且具有弱酸性,因此俗称石炭酸。纯净的苯酚为无色晶体,若呈红色则是被空气氧化所致。苯酚具有特殊气味;常温时微溶于水,温度高于65℃时可完全溶于水。苯酚可溶于乙醇、乙醚、苯等有机溶剂。

苯酚易被氧化,应盛放在棕色瓶中避光保存。苯酚是重要的化工原料,用于制造塑料、染料、药物等。

知识拓展

"外科消毒之父"

约瑟夫·利斯特(Joseph Lister,1827—1912)是英国的一位著名外科医生。19世纪60年代,外科手术后患者的死亡率很高。他发现患者的死亡总是在手术后发生,他推想一定是由手术后的细菌感染所致。他首次采用了苯酚溶液对术前手术室内的空气、环境和手术器械用品以及术后创口进行了消毒,这使患者的死亡率大大降低。利斯特的这一发现使外科学领域发生了彻底的革命,拯救了千百万人的生命。苯酚作为一种强有力的消毒剂,曾经在外科医疗上发挥过重要作用,因此人们尊称利斯特为"外科消毒之父"。

苯酚的杀菌机理是苯酚的酚羟基易与蛋白质的相关基团产生氢键,从而使蛋白质发生凝固和变性。迄今各种消毒剂杀菌能力的强弱仍以苯酚为标准来比较。某种消毒剂能在一定的时间内将某种细菌杀死时所需要的浓度,跟一定浓度的苯酚比较,所得数值称为该消毒剂的苯酚系数。例如,某消毒剂的浓度只是苯酚浓度的1/3,就具有和苯酚同样的杀菌能力时,它的苯酚系数就是3。

(二) 甲酚

甲酚有邻、间、对三种异构体,因其来源于煤焦油,因此又称煤酚。

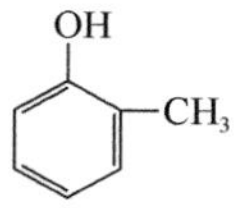

邻甲酚　　　　　间甲酚　　　　　对甲酚
(沸点为192℃)　　(沸点为202℃)　　(沸点为202℃)

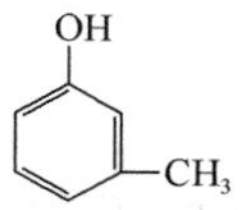

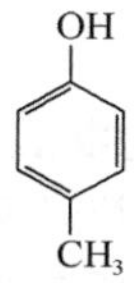

由于这三种异构体的沸点相近,一般不易分离,常使用它们的混合物。甲酚的杀菌能力比苯酚强,因为它难溶于水,能溶于肥皂溶液,所以常配制成50%的肥皂溶液,称为甲酚皂溶液,俗称"来苏儿",常用于器械和环境消毒。但因其对人体、水环境有害,目前已逐步被其他消毒剂所代替。

(三) 苯二酚

苯二酚有三种同分异构体。即

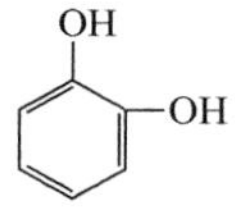

邻苯二酚　　　　　间苯二酚　　　　　对苯二酚
(儿茶酚)　　　　　(雷锁辛)　　　　　(氢醌)

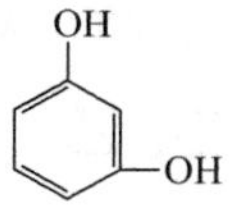

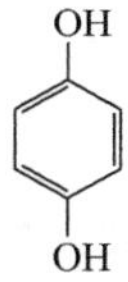

邻苯二酚俗名为儿茶酚,间苯二酚俗名为雷锁辛,对苯二酚俗名为氢醌。这三种异构体均为无色的结晶,邻苯二酚和间苯二酚易溶于水,而对苯二酚由于结构对称,它的熔点最高,在水中的溶解度最小。

间苯二酚具有抗细菌和真菌的作用,其2%～10%的油膏及洗剂用于治疗皮肤病,如湿疹和癣症等。对苯二酚和邻苯二酚易被氧化,可做还原剂。在生物体内,它们则以衍生物存在。

第 3 节　醚

知识回顾

烃基是指烃分子中去掉一个氢原子所剩下的原子团。烃基分为脂肪烃基(常用 R—表示)和芳香烃基(常用 Ar—表示)。常见的脂肪烃基有甲基(CH_3—)、乙基(CH_3CH_2—),最简单的芳香烃基是苯基(C_6H_5—)。

一、醚的结构、分类和命名

醚可以看作是两个烃基通过一个氧原子连接而成的化合物。醚的官能团为**醚键**(—C—O—C—)。分子中的烃基可以是脂肪烃基,也可以是芳香烃基。

开链醚的结构通式为$(Ar)R—O—R'(Ar')$,式中的两个烃基可以相同,也可以不同。

根据烃基是否相同,醚可分为单醚和混醚。

(一) 单醚

两个烃基相同的醚称为单醚。

单醚命名时,将烃基的数目、名称写在"醚"字之前,称为"二某醚",烃基为烷基时,"二"字通常可以省略;但烃基为芳香烃基时,"二"字不能省略。例如:

$$CH_3CH_2—O—CH_2CH_3$$

乙醚   二苯醚

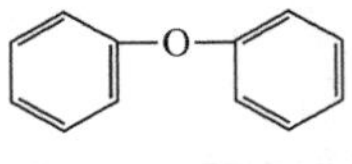

(二) 混醚

两个烃基不同的醚称为混醚。

混醚命名时,若都为脂肪烃基,将烃基的名称按先小后大的顺序写于"醚"字之前;若有芳香烃基,芳香烃基要写在脂肪烃基之前。命名时"基"字省略。例如:

$$CH_3—O—CH_2—CH_3$$

甲乙醚   苯乙醚

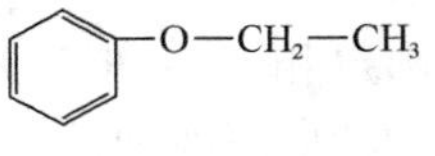

另外,醚也可按烃基的种类分为脂肪醚和芳香醚。两个烃基都是脂肪烃基为脂肪醚;一个或两个烃基是芳香烃基为芳香醚。

两个烃基全部是烷基的脂肪醚称为烷基醚,烷基醚与同碳原子数的饱和一元脂肪醇互为同分异构体,其组成通式为$C_nH_{2n+2}O$。例如,甲醚和乙醇互为同分异构体。

二、乙 醚

乙醚是具有特殊气味的无色液体,沸点为34.6℃,微溶于水,比水轻,极易挥发、燃烧,因此使用时要远离火源,且失火时不能用水浇灭。乙醚与金属钠不反应,对碱及还原剂相当稳定,常作为有机溶剂。

乙醚与空气长期接触时可被氧化生成过氧化乙醚。过氧化乙醚性质很不稳定,受热或受撞击时易发生爆炸,因此蒸馏乙醚时绝对不要蒸得太干,否则若有过氧化物存在,就会由于局部浓度增大引起事故。为避免意外,在使用存放时间较长的乙醚时,应先检验一下。检验是否有过氧化物的方法很多,较简单的方法是将少量的醚用湿润碘化钾-淀粉试纸检验,若试纸变蓝,说明有过氧化物存在。醚中的过氧化物用硫酸亚铁或亚硫酸钠溶液很容易除去。

乙醚有麻醉作用,在临床上最早用作外科手术的吸入性全身麻醉剂,但由于其起效慢,还会引起恶心、呕吐等副作用,现已被性质更稳定、效果更好的安氟醚和异氟醚所替代。

问题7-7:怎样检验久置的乙醚是否含有过氧化乙醚?

知识拓展

安氟醚与异氟醚

安氟醚的药名是恩氟烷,异氟醚的药名是异氟烷。其结构式如下:

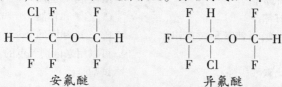

安氟醚和异氟醚互为同分异构体,具有良好的麻醉作用,诱导麻醉及苏醒均较快。它们在体内很少被分解,以原形由呼吸道排出。成人诱导麻醉时吸入气体的体内浓度一般为 1.5% ~3%;维持麻醉时气体的体内浓度为 1% ~1.5%。麻醉较深时对循环及呼吸系统均有抑制作用,对骨骼肌的松弛作用也较好。术后恶心、呕吐的发生率较低。因此它们可用于各种手术的麻醉。

阅读材料

乙醇消毒的作用机理

(1)使蛋白质变性:乙醇之所以能消毒是因为乙醇能够吸收细菌蛋白的水分,使其脱水变性凝固,从而达到杀灭细菌的目的。

有人以为,乙醇浓度越高,消毒效果越好,这是错误的。乙醇消毒的作用是凝固细菌体内的蛋白质,从而杀死细菌。但 95% 的乙醇将细菌表面包膜的蛋白质迅速凝固,并形成一层保护膜,阻止乙醇进入细菌体内,因而不能将细菌彻底杀死。如果乙醇浓度低于 70%,虽可进入细菌体内,但不能将其体内的蛋白质凝固,同样也不能将细菌彻底杀死。只有 70% ~75% 的乙醇能顺利地进入细菌体内,又能有效地将细菌体内的蛋白质凝固,因而可彻底杀死细菌。

(2)破坏细菌细胞壁:人们经过反复的试验,发现 75% 的消毒酒精与细菌的渗透压相近,可以在细菌表面蛋白质未变性前不断地向菌体内部渗入,使细菌所有蛋白脱水、变性凝固,最终杀死细菌。

(3)对微生物酶系统的破坏:乙醇通过抑制细菌酶系统,特别是脱氢酶和氧化酶等,阻碍细菌的正常代谢,抑制细菌生长繁殖。

乙醇的刺激性较大,75% 的乙醇可用于皮肤消毒,但不可用于黏膜和大创面的消毒。因为乙醇只能杀死细菌,不能杀死芽孢和病毒,所以医疗注射或手术前的皮肤消毒常使用效果更好的碘酒。为了减少碘对皮肤的长期刺激,一般在用碘酒消毒后,用 75% 的乙醇脱去碘。

乙醇是易燃、易挥发的危险品,保存时既要注意避光、避热、密封,放在阴凉处,以免挥发后浓度降低;又要注意远离火源和电器,以免发生火灾。

自 测 题

一、选择题

(一)单选题

1. 醇、酚、醚都是烃的(　　)

　A. 同素异形体　　B. 同分异构体

　C. 同系物　　D. 含氧衍生物

2. 下列各组物质中,互为同分异构体的是(　　)

　A. 甲醇和甲醚　　B. 乙醇和乙醚

　C. 乙醇和甲醚　　D. 甲醇和乙醚

3. 下列物质不属于醇的是(　　)

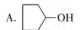　　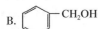

4. 在乙醇钠的水溶液中滴入一滴酚酞后,溶液将显(　　)

　A. 无色　　B. 蓝色

　C. 黄色　　D. 红色

5. 乙醇的俗称为(　　)

　A. 酒精　　B. 木精

　C. 木醇　　D. 甘油

6. 临床上作为外用消毒剂的乙醇浓度为(　　)

　A. 25% ~35%　　B. 75%

　C. 95%　　D. 99.5%

7. 浓硫酸与乙醇共热于 140℃时主要生成乙醚,这个反应属于(　　)

　A. 脱水反应　　B. 加成反应

C. 酯化反应　　　　　　D. 消除反应

8. 开塞露是下列哪种物质的水溶液（　　）
   A. 甲醇　　　　　　　　B. 甘露醇
   C. 乙醇　　　　　　　　D. 甘油

9. 苯酚钠溶液中通入二氧化碳,可使苯酚游离出来,说明苯酚的酸性（　　）
   A. 比碳酸强　　　　　　B. 比碳酸稍强
   C. 比碳酸弱　　　　　　D. 与碳酸的酸性相同

10. 误饮工业酒精或假酒会严重危及人的健康甚至生命,这是因为工业酒精或假酒中含有下列哪种物质（　　）
    A. 乙醇　　　　　　　　B. 甲醇
    C. 苯　　　　　　　　　D. 苯酚

11. "来苏儿"常用于医疗器械和环境消毒,其主要成分是（　　）
    A. 乙醚　　　　　　　　B. 苯酚
    C. 甲酚　　　　　　　　D. 甘油

12. 醚的官能团是（　　）
    A. 羟基　　　　　　　　B. 醇羟基
    C. 酚羟基　　　　　　　D. 醚键

（二）多选题

13. 下列有机化合物中属于伯醇的是（　　）
    A. 正丁醇　　　　　　　B. 仲丁醇
    C. 异丁醇　　　　　　　D. 异丙醇
    E. 叔丁醇

14. 能发生分子内脱水反应的物质是（　　）
    A. 丙醇　　　　　　　　B. 2-丙醇
    C. 邻甲酚　　　　　　　D. 丙烷
    E. 丙醚

15. 下列化合物中,属于醇的是（　　）
    A. 环己烷基与羟基直接相连
    B. 乙基与羟基直接相连
    C. 苯基与羟基直接相连
    D. 苯甲基与羟基直接相连
    E. 以上答案均不对

16. 下列物质中能与金属钠反应的物质是（　　）
    A. 苯酚　　　　　　　　B. 乙醇
    C. 甘油　　　　　　　　D. 乙醚
    E. 水

17. 苯酚能与下列哪种物质发生反应（　　）
    A. 重铬酸钾的酸性溶液
    B. 氢氧化钠
    C. 三氯化铁
    D. 溴水
    E. 碳酸钠

18. 下列各组物质,能用新制备的 $Cu(OH)_2$ 进行区分的是（　　）
    A. 乙醇和乙醚　　　　　B. 乙醇和乙二醇
    C. 乙醚和甘油　　　　　D. 甲醇和甲醚
    E. 乙醇和丙醇

19. 可以用来区别无色的苄醇水溶液和苯酚水溶液的试剂是（　　）
    A. 金属钠　　　　　　　B. 三氯化铁溶液
    C. 氢氧化钾　　　　　　D. 饱和溴水
    E. 高锰酸钾溶液

20. 下列何种试剂可用于检验乙醚中的过氧化乙醚（　　）
    A. 淀粉碘化钾溶液
    B. 氢氧化钠
    C. 新制备的 $Cu(OH)_2$
    D. 硫酸
    E. 高锰酸钾

二、填空题

1. _____俗称木精,具有_____气味,有_____,误饮少量可致人失明,多量则可致死。工业酒精中往往含_____的量超标。

2. 由于酚类容易被_____,因此在保存酚及含有_____的药物时,应避免与空气接触。

3. 在一定条件下醇可以被氧化,其中伯醇氧化生成_____,仲醇氧化生成_____;不易被氧化的醇是_____。

4. 乙醇和浓硫酸共热可发生脱水反应,随反应温度的不同,脱水方式和产物也不同,当加热到_____时,乙醇主要发生分子间脱水,主要生成_____;当加热到170℃时,主要发生_____脱水,主要生成_____。

5. 苯酚是由_____基和_____基构成的,向苯酚微溶于水得到的浑浊液中加入 NaOH 溶液,当苯酚与 NaOH 完全反应时,苯酚生成了_____,浑浊液变_____;向该溶液中滴加盐酸,溶液又逐渐变_____,这一过程发生的变化是_____变化。

6. 甲酚有_____种同分异构体,它们的总称为_____,将它们配制成的50%肥皂溶液称为"来苏儿",临床上可用作_____。

7. 在适当条件下,从一个有机化合物分子中脱去一个小分子,生成不饱和化合物的反应称为_____。

8. 在有机化学中,物质得到氧或失去氢的反应称为_____,物质失去氧或得到氢的反应称为_____。

9. _____的醚称为单醚。

10. 乙醚与金属钠_____,对碱及还原剂相当稳定,常作为有机溶剂。

三、简答题

1. 写出下列化合物的名称。

（1）$CH_3-CH-CH-CH_3$
　　　　　　　|　　|
　　　　　　 CH_3　OH

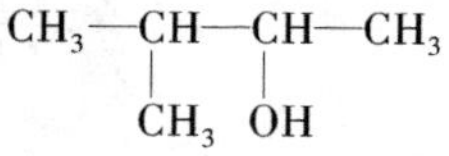

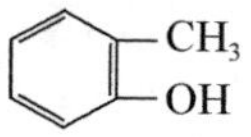

（2）

（3）$CH_3-CH-CH_2-CH_2$
　　　　　　|　　　　　　|
　　　　　 OH　　　　 OH

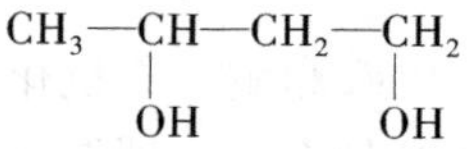

（4）

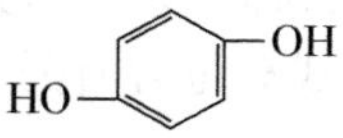

（5）

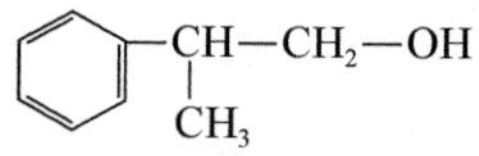

（6）

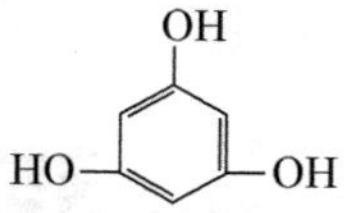

2. 写出下列化合物的结构简式。

（1）乙醇　　　　（2）甲醇

（3）乙醚　　　　（4）甘油

（5）苯酚　　　　（6）间苯二酚

（宋守正）

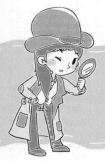

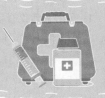

第8章
醛 和 酮

醛和酮是一类含羰基的有机化合物,羰基很活泼,能发生多种反应,所以醛和酮在有机化学中是一类非常重要的化合物。醛和酮与医药的关系十分密切。例如,某些醛和酮是人体生理调节过程中的重要激素,某些醛和酮是生物代谢过程中的重要中间体;而一些中草药的有效成分也含有醛和酮中的羰基结构。

知识回顾

1. 醇、酚、醚以及今天将要学习的醛和酮都属于烃的含氧衍生物。
2. 碳碳双键是烯烃的官能团,其中 π 键易断裂,容易发生加成反应。
3. 伯醇氧化生成醛,仲醇氧化生成酮。叔醇不易发生氧化反应。

一、醛和酮的结构、分类和命名

(一) 醛和酮的结构

醛和酮都含有相同的基团羰基($\overset{O}{\underset{}{\overset{\|}{—C—}}}$)。**羰基与一个氢原子相连而成的基团称为醛基**($\overset{O}{\underset{}{\overset{\|}{—C—H}}}$),简写为—CHO。**醛基与烃基相连而成的化合物称为醛**。甲醛(H—CHO)例外,它是由氢原子与醛基相连而成。醛的通式为 R—CHO,醛基是醛的官能团。

羰基的碳原子分别与两个烃基相连而成的化合物称为酮。酮的通式为:$R—\overset{O}{\overset{\|}{C}}—R'$,酮中的两个烃基可以相同,也可以不同。**酮中的羰基也称为酮基**,它是酮的官能团。

(二) 醛和酮的分类

根据羰基碳原子上连接的烃基种类不同,醛和酮可以分为脂肪族醛、酮和芳香族醛、酮。**羰基所连的烃基都是脂肪烃基的称为脂肪族醛、酮,羰基所连的烃基含有芳香烃基的称为芳香族醛、酮。**例如:

脂肪族醛、酮		芳香族醛、酮	
CH₃—CHO	CH₃—$\overset{O}{\overset{\|}{C}}$—CH₃	〇—$\overset{O}{\overset{\|}{C}}$—H	〇—$\overset{O}{\overset{\|}{C}}$—CH₃
乙醛	丙酮	苯甲醛	苯乙酮

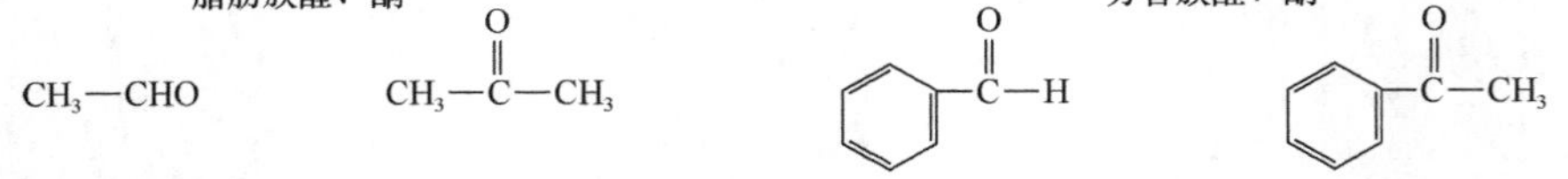

(三) 醛和酮的命名

醛和酮的系统命名与醇相似。

1. 脂肪族醛和酮的命名

(1) 选主链:选择含有官能团醛基或酮基碳原子在内的最长碳链作为主链,根据主链碳原子数目称为某醛或某酮。

（2）给主链编号：从靠近官能团一端用阿拉伯数字或从第 2 个碳原子开始用希腊字母依次给主链碳原子编号，以确定官能团和取代基的位次。

（3）写出名称：与烷烃和醇的系统命名相同，将取代基位次、名称以及官能团位次依次写在主链名称之前。由于醛基总在链端，其位次不必写出。例如：

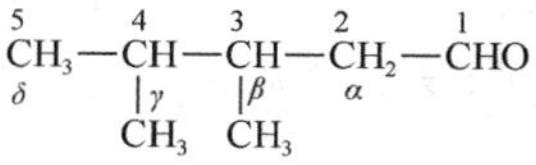

$$\underset{\delta}{\overset{5}{CH_3}}-\underset{|}{\overset{4}{CH}}-\underset{|}{\overset{3}{CH}}-\underset{\alpha}{\overset{2}{CH_2}}-\overset{1}{CHO}$$
$$\underset{CH_3}{|}\quad\underset{CH_3}{|}$$

3,4-二甲基戊醛(或β,γ-二甲基戊醛)

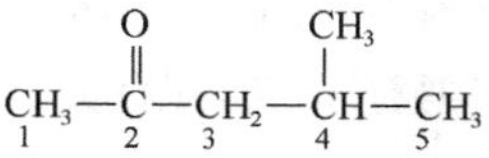

$$\overset{O}{\overset{\|}{\underset{1}{CH_3}}}-\underset{2}{\overset{}{C}}-\underset{3}{CH_2}-\underset{4}{\overset{\overset{CH_3}{|}}{CH}}-\underset{5}{CH_3}$$

4-甲基-2-戊酮

2. 芳香族醛和酮的命名　以脂肪族醛、酮为母体，芳香烃基作为取代基，常将芳香烃基的"基"字省略。例如：

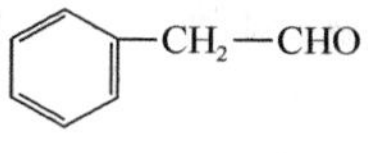

　　　　　　　　○—CH₂—CHO　　　　　　　　　○—C—CH₃

　　　　　　　　苯乙醛 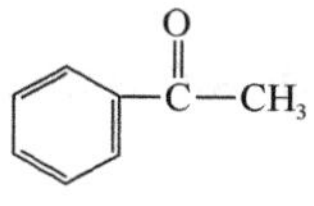　　　　　　　　　　　苯乙酮

二、醛和酮的化学性质

醛、酮都含有羰基，具有相似的化学性质，但醛因羰基上连有氢原子而变得非常活泼，因而醛和酮的化学性质也有一些差异。

（一）加成反应

醛和酮分子中含有不饱和的碳氧双键，能发生加成反应。例如，在催化剂（Pt、Ni 等）的作用下发生加成反应生成醇类化合物。

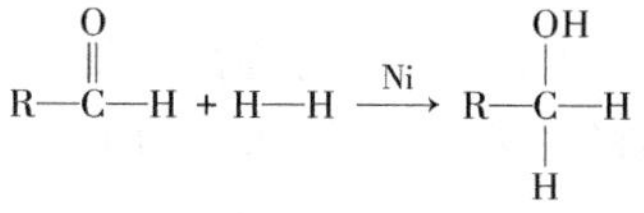

$$R-\overset{O}{\overset{\|}{C}}-H + H-H \xrightarrow{Ni} R-\overset{OH}{\overset{|}{\underset{|}{C}}}-H$$
　　　　醛　　　　　　　　　　伯醇 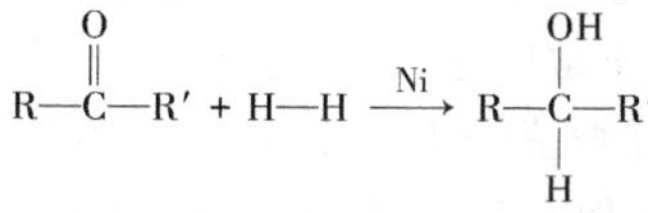
$$R-\overset{O}{\overset{\|}{C}}-R' + H-H \xrightarrow{Ni} R-\overset{OH}{\overset{|}{\underset{|}{C}}}-R'$$
　　　　酮　　　　　　　　　　仲醇

在有机化学反应中，**将加氧或脱氢的反应称为氧化反应，将加氢或脱氧的反应称为还原反应**。醛与 H_2 加成还原生成伯醇，酮与 H_2 加成还原生成仲醇。

（二）氧化反应

在醛分子中，醛基（$-\overset{O}{\overset{\|}{C}}-H$）中氢原子由于受羰基影响变得相当活泼，容易被氧化，因而醛基具有很强的还原性，即使一些弱氧化剂也能将其氧化为羧基（—COOH）。

1. 银镜反应

【演示实验 8-1】　在洁净的试管中加入 2ml 0.1mol/L 的 $AgNO_3$ 溶液，再加入 2 滴 2mol/L 的 NaOH 溶液，然后边振摇试管，边逐滴加入 2mol/L 稀氨水，直到最初产生的沉淀恰好溶解为止，此时得到的溶液称为托伦试剂，又称银氨溶液，主要成分为 $[Ag(NH_3)_2]OH$。再向该溶液中加入 1ml 乙醛溶液，水浴（50~60℃）加热 10min 左右，观察现象。（乙醛与托伦试剂的反应见实验彩图 8-1）

可以观察到试管内壁附着一层明亮如镜的金属银。这是因为 $[Ag(NH_3)_2]OH$ 中 Ag^+ 具有弱氧化性，能将醛氧化为相应的羧酸，并进一步形成铵盐，而 $[Ag(NH_3)_2]OH$ 中的 Ag^+ 被还原成金属银，细小的单质银沉淀到试管内壁而形成银镜，所以此反应又称为**银镜反应**，有关化学反应式如下：

$$CH_3-CHO + 2[Ag(NH_3)_2]OH \xrightarrow{\triangle} CH_3-COONH_4 + 2Ag\downarrow + 3NH_3\uparrow + H_2O$$

在相同条件下，酮不能发生银镜反应。

2. 费林反应

【演示实验 8-2】 在洁净的试管里加入 2ml 费林试剂甲（硫酸铜溶液）和 2ml 费林试剂乙（酒石酸钾钠的氢氧化钠溶液），混匀，此时得到的深蓝色溶液称为费林试剂，其主要成分中含有 Cu^{2+} 的配合物。再向试剂中加入 1ml 乙醛，水浴加热，观察现象。（乙醛与费林试剂的反应见实验彩图 8-2-1）

可以观察到试管内产生砖红色沉淀。这是因为费林试剂中的 Cu^{2+} 具有弱氧化性，能将醛氧化为相应的羧酸，而 Cu^{2+} 被还原成 Cu_2O 砖红色沉淀。有关化学反应式如下：

$$CH_3-CHO + 2Cu^{2+} \xrightarrow{\triangle} CH_3-COOH + Cu_2O \downarrow + H_2O$$

甲醛分子中羰基与两个氢原子相连，还原性更强，能把费林试剂中的 Cu^{2+} 还原成单质铜，形成铜镜。（甲醛与费林试剂的反应见实验彩图 8-2-2）

$$HCHO + Cu^{2+} \xrightarrow{\triangle} HCOOH + Cu \downarrow + H_2O$$

费林试剂只能氧化脂肪醛，而不能氧化芳香醛和酮，因此可用费林试剂来鉴别脂肪醛和芳香醛，也可用来鉴别脂肪醛和酮。

酮不能被上述弱氧化剂氧化，但能被强氧化剂（如高锰酸钾、硝酸等）氧化。

问题：如何用化学方法鉴别下列各组物质？

1. 乙醛和丙酮　　　　　　　　　　2. 乙醛和苯甲醛

三、几种重要的醛和酮

（一）甲醛

甲醛（H—CHO）俗称蚁醛。在常温下，它是一种无色、具有强烈刺激性气味的气体，沸点为 $-21℃$，易溶于水。甲醛是一种具有较强毒性的物质。

甲醛的用途非常广泛，在工业上，生产合成树脂、塑料、橡胶以及制药等都要使用甲醛。甲醛能使蛋白质凝固，具有杀菌作用。35%～40% 的甲醛水溶液俗称"福尔马林"，在医药上常用作外科器械的消毒剂，也可用作保存尸体及动物标本的防腐剂。

甲醛与浓氨水作用生成一种称为环六亚甲基四胺（$C_6H_{12}N_4$）的白色晶体物质，药名为乌洛托品，医药上用作利尿剂和尿道消毒剂。

（二）乙醛

通常情况下，乙醛（CH_3—CHO）是一种无色、具有刺激性气味的液体，易挥发，沸点为 21℃。易溶于水和乙醇、乙醚等有机溶剂。

乙醛是重要的工业原料，主要用于合成乙酸、乙醇、丁醇等。乙醛的衍生物三氯乙醛能与水结合成水合三氯乙醛。10% 的水合三氯乙醛的水溶液在医药上用作镇静剂和催眠药，其使用安全，不易引起蓄积中毒，是一种较安全的催眠药和镇静药，但对胃有一定的刺激。

（三）戊二醛

戊二醛分子中含有两个醛基，其结构式如下：

$$OHC-CH_2-CH_2-CH_2-CHO$$

通常情况下，戊二醛是略带刺激性气味的无色或微黄色的液体，能溶于水和乙醚、乙醇等有机溶剂。戊二醛在水溶液中主要以环状结构的水合物形态存在。

戊二醛可以凝固蛋白，常用 2% 戊二醛碱性水溶液做消毒剂，能杀灭细菌繁殖体、细菌芽孢、肝炎病菌等病原微生物，具有广谱、高效、低毒、使用安全、腐蚀性小等特点。戊二醛对人和动物的皮肤及黏膜有刺激性，但都比甲醛轻。

戊二醛还可用作鞣革剂、木材防腐剂，药物和高分子合成原料等。

（四）丙酮

丙酮($CH_3-\overset{\overset{\displaystyle O}{\|}}{C}-CH_3$）是最简单的酮，通常情况下，它是无色、有特殊气味的液体，易挥发，易燃烧。沸点为 56.5℃，能与水、乙醇、乙醚等以任意比例互溶，并能溶解多种有机化合物，是一种良好的有机溶剂。

在生物化学反应中，丙酮是糖类物质代谢的产物，正常人体血液中丙酮的含量很低，但当人体代谢出现紊乱时，如糖尿病患者，体内丙酮含量增加，并随呼吸和尿液排出。临床上检查患者尿液中是否含有丙酮，可采用向尿液中滴加亚硝酰铁氰化钠和氢氧化钠溶液，若有丙酮存在，尿液呈现鲜红色。另外，还可向尿液中加入碘和氢氧化钠的混合溶液，若有丙酮存在，尿液中会出现碘仿的黄色沉淀。

阅读材料

甲醛的危害与清除方法

甲醛是一种毒性较强的物质，并具有强烈的致癌作用。长期吸入低浓度甲醛可引起各种慢性呼吸道疾病，高浓度吸入时出现呼吸道严重刺激和水肿、头痛、乏力、恶心、呕吐、胸闷、眼痛等症状。孕妇长期吸入可能导致胎儿畸形，甚至死亡，男子长期吸入可导致精子畸形、死亡，儿童和青少年长期吸入可导致反应迟钝、记忆力减退、智力下降等。甲醛还是一种基因毒性物质，长期吸入可使染色体异常，引起基因突变，甚至引发白血病等。

很多房屋装修材料和家居用品都含有甲醛，如室内装饰的胶合板、细木工板、中密度纤维板和刨花板等人造板材；人造板家具、布艺家具、厨房橱柜；室内装饰纺织品，包括床上用品、墙布、墙纸、地毯和窗帘等布艺材料等。另外，新车中甲醛的污染也不能忽视。汽车的内饰构造主要以皮质、纤维和各种工程塑料组成，而这些材料在生产时便需要使用到甲醛、苯等有害物质。

清除房间内甲醛的几种常用方法：

（1）尽量选用少含甲醛或不含甲醛的装修装饰材料，这是解决室内甲醛污染的根本办法。

（2）新房装修后一定要多开窗通风，不要着急入住，等室内空气质量合格后再行入住。

（3）利用活性炭去除甲醛。活性炭具有很强的吸附能力，能吸附空气中的甲醛，房间内放置一定量的活性炭，能显著降低室内空气中甲醛的浓度。

（4）利用光触媒除甲醛。光触媒是一种纳米级的金属氧化物材料（常用二氧化钛），它涂布于基材表面，在光线的作用下，产生强烈催化降解功能，能有效地降解空气中有毒有害气体，还能有效杀灭多种细菌。

（5）另外，绿色植物对甲醛有很强的吸收能力，在室内放置一些花草植物（如吊兰、虎尾兰、芦荟、绿萝兰、铁树、菊花、仙人掌等）对降低室内甲醛污染也有一定的作用。

自 测 题

一、选择题

1. 丁酮与 H_2 发生加成反应的产物是（　　）

　　A. 丁醇　　　　　　　B. 2-丁醇

　　C. 2-甲基丙醇　　　　D. 2-甲基-2-丙醇

2. 下列哪种试剂可用来鉴别脂肪醛和芳香醛（　　）

　　A. 酸性 $KMnO_4$ 溶液　B. 托伦试剂

　　C. 费林试剂　　　　　D. 溴水

3. "福尔马林"常用来保存尸体及动物标本，其主要成分是（　　）

　　A. 乙醇　　　　　　　B. 乙醛

　　C. 甲醛　　　　　　　D. 乙酸

4. 能鉴别甲醛和乙醛的试剂是（　　）

　　A. 高锰酸钾溶液　　　B. 溴水

　　C. 托伦试剂　　　　　D. 费林试剂

5. 临床上可用作检验尿液中是否含有丙酮的试剂是（　　）

　　A. 托伦试剂

　　B. 费林试剂

　　C. 高锰酸钾溶液

　　D. 亚硝酰铁氰化钠和氢氧化钠溶液

二、填空题

1. 醛的官能团是_____，其结构式为_____。酮的官能团是_____,其结构式为_____。

2. 根据和羰基相连的烃基种类不同,可将醛、酮分为_____和_____。

3. 在催化剂作用下,醛与氢气加成生成_____醇,酮与氢气加成生成_____醇。

4. 在有机化学反应中,我们将加氧或脱氢的反应称为_____,将加氢或脱氧的反应称为_____。

5. 托伦试剂的主要成分是_____,费林试剂的主要成分是_____。

三、用系统命名法给下列化合物命名或写出结构式

1. 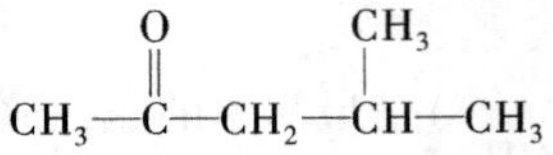
$$CH_3-\overset{\displaystyle O}{\overset{\displaystyle \|}{C}}-CH_2-\overset{\displaystyle CH_3}{\overset{\displaystyle |}{CH}}-CH_3$$

2.
$$CH_3-CH_2-\overset{\displaystyle CH_3}{\overset{\displaystyle |}{CH}}-\overset{\displaystyle O}{\overset{\displaystyle \|}{C}}-H$$

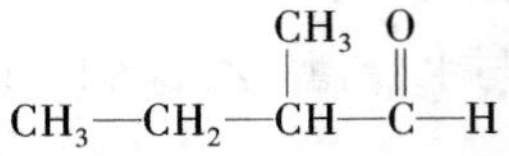

3. 苯乙醛

4. 苯乙酮

（杨　华）

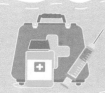

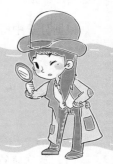

第9章
羧酸、羟基酸和酮酸

羧酸是人类认识较早的一类化合物,很多羧酸已被人们所熟知,并有俗称,如醋酸、乳酸、柠檬酸等。羧酸常以游离状态、羧酸盐或羧酸衍生物(如羟基酸、酮酸等)的形式广泛存在于动植物体内,其中许多物质是人体生理代谢、药物生产、化工合成的重要物质,它们与人们的生活、生产有着密切的联系。

第 1 节 羧 酸

知识回顾

1. 盐酸、硫酸等在水溶液中能电离出氢离子,具有酸的通性。
2. 醛具有很强的还原性,容易被弱氧化剂氧化,生成羧酸。
3. 醛、酮都含有羰基,具有相似的化学性质,但醛因羰基上连有氢原子而变得非常活泼,具有强还原性,因而醛类化合物容易被弱氧化剂氧化,而酮无此性质。

一、羧酸的结构、分类和命名

(一)羧酸的结构

羧酸分子中含有羧基,羧基的结构式为 $-\overset{\displaystyle O}{\underset{\displaystyle \|}{C}}-OH$,简写为—COOH。从结构上看,**羧酸可以看作是烃分子中氢原子被羧基取代后生成的化合物**(甲酸除外),羧酸的结构通式如下:

$$(Ar)R-\overset{O}{\underset{\|}{C}}-OH$$

从形式上看,羧基是由羰基和羟基组成,但实际上并非两者的简单组合。科学证明,羧基中既不存在典型的羰基,也不存在典型的羟基,而是两者互相影响的统一体,因此羧基的性质与羰基和羟基都有很大差别。**羧基是羧酸的官能团**。

(二)羧酸的分类和命名

1. **分类** 根据与羧基相连的烃基种类不同,羧酸可分为脂肪酸和芳香酸。**羧基所连烃基是脂肪烃基的称为脂肪酸,羧基所连烃基是芳香烃基的称为芳香酸**。例如:

脂肪酸		芳香酸	

CH_3-COOH　　　　CH_3-CH_2-COOH

乙酸　　　　　　　　丙酸

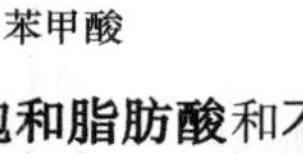

苯甲酸 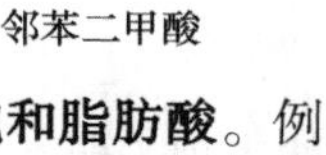　　　　　　邻苯二甲酸

其中脂肪酸根据分子中是否含有不饱和键又可分为**饱和脂肪酸**和**不饱和脂肪酸**。例如:

饱和脂肪酸　　　　　　　　　不饱和脂肪酸

$H-COOH$　　　CH_3-COOH　　　　$CH_3-CH=CH-COOH$

甲酸　　　　　　乙酸　　　　　　　　2-丁烯酸

根据分子中所含羧基的数目不同,羧酸又可分为**一元酸**、**二元酸**和**多元酸**等。例如:

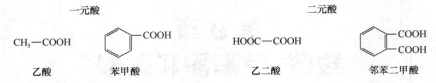

一元酸

$CH_3—COOH$

乙酸

苯甲酸

二元酸

$HOOC—COOH$

乙二酸

邻苯二甲酸

2. 命名　羧酸的命名有系统命名法和俗名法两种。

（1）系统命名法:羧酸的系统命名与醛相似。

ⅰ. 选主链:选择含有官能团羧基碳原子在内的最长碳链作为主链,根据主链碳原子数目称为某酸。

ⅱ. 给主链编号:从靠近官能团一端用阿拉伯数字或从第 2 位碳原子开始用希腊字母依次给主链碳原子编号,以确定官能团和取代基的位次。

ⅲ. 写出名称:与醛的命名相同,将取代基位次、名称以及官能团位次依次写在主链名称之前。由于羧基总在链端,位次不必写出。例如:

$$\overset{5}{C}H_3-\overset{4}{C}H-\overset{3}{C}H-\overset{2}{C}H_2-\overset{1}{C}OOH$$
$$\underset{\delta}{\quad}\underset{|}{\quad}\underset{\gamma}{CH_3}\underset{|}{\quad}\underset{\beta}{CH_3}\underset{\alpha}{\quad}$$

3,4-二甲基戊酸(或β,γ-二甲基戊酸)

芳香酸命名时,以脂肪酸为母体,芳香烃基为取代基,常将芳香烃基的"基"字省略。例如:

—COOH

苯甲酸

—CH_2—COOH

苯乙酸

（2）俗名法:这种命名法是根据该羧酸的来源而命名。例如,甲酸(HCOOH)因最初是从蚂蚁中提取得到,所以俗称蚁酸;食醋的主要成分为乙酸(CH_3COOH),因此乙酸俗称醋酸。

二、羧酸的性质

（一）羧酸的物理性质

通常情况下,低级脂肪酸为液体,癸酸以上脂肪酸为蜡状固体,芳香酸和二元酸都是结晶固体。

羧酸分子中羧基是一种亲水基,能与水分子以氢键结合,因此,低级脂肪酸易溶于水,但随着碳原子数的增加,溶解度逐渐减小。芳香酸在水中的溶解度不大。

饱和一元酸的沸点随相对分子质量的增加而升高。羧酸的沸点比相对分子质量相近的醇高。例如,乙酸(相对分子质量为60)的沸点是118℃,而和它相对分子质量相同的正丙醇的沸点仅为98℃。这是因为羧酸不仅能与水之间以氢键结合,而且羧酸分子之间也可以形成氢键,缔合形成稳定的二聚体。

（二）羧酸的化学性质

1. 弱酸性　羧基中羟基由于受羰基的影响,容易电离出 H^+,在水溶液中表现出明显的酸性,遇石蕊试液显红色,能与碱反应生成盐和水,但其酸性比无机强酸弱。

$$R—COOH \Longrightarrow RCOO^- + H^+$$
$$R—COOH + NaOH \longrightarrow R—COONa + H_2O$$

羧酸虽然表现为弱酸性,但羧酸在有机酸中是一类酸性较强的化合物,其酸性比碳酸强,能与碳酸盐或碳酸氢盐反应生成羧酸盐并放出 CO_2 气体。

$$2R—COOH + Na_2CO_3 \longrightarrow R—COONa + H_2O + CO_2\uparrow$$
$$R—COOH + NaHCO_3 \longrightarrow R—COONa + H_2O + CO_2\uparrow$$

羧酸钠、羧酸钾、羧酸铵等盐类物质易溶于水,医药上常将含羧基结构的难溶于水的药物制成易溶的羧酸盐,以便于配制成注射液使用。例如,青霉素 G 常制成青霉素 G 钾或青霉素 G 钠。

2. 酯化反应　**羧酸与醇**在酸(如 H_2SO_4)催化作用下发生分子间脱水**生成酯和水的反应称为酯化反应。**

$$R-\overset{\overset{\displaystyle O}{\|}}{C}-OH + HO-R' \underset{\triangle}{\overset{浓\ H_2SO_4}{\rightleftharpoons}} R-\overset{\overset{\displaystyle O}{\|}}{C}-OR' + H_2O$$

研究表明,发生酯化反应时,羧酸失去羟基,醇失去羟基上的氢原子,**酰基**($R-\overset{\overset{\displaystyle O}{\|}}{C}-$)和**烃氧基**(R—O—)结合成酯,羟基和氢原子结合成水。

这一反应是可逆反应。反应中浓硫酸除了起催化作用外,还能除去反应生成的水,促进酯的生成。

问题 9-1:怎样用化学方法鉴别乙酸和苯酚?

三、常见的羧酸

(一) 甲酸

甲酸(H—COOH)俗称蚁酸,为无色、有刺激性气味的液体,沸点为 100.7℃,易溶于水。甲酸存在于蜂类、蚁类等动物的毒汁中,有腐蚀性,能刺激皮肤。甲酸的酸性比其他饱和一元羧酸的酸性强。甲酸分子的结构式如下:

$$H-\overset{\overset{\displaystyle O}{\|}}{C}-OH$$

甲酸分子中既有羧基结构,又有醛基结构,是一种含醛基结构的羧酸。所以,甲酸除了具有羧酸的一般性质之外,还具有醛类物质的强还原性,能与托伦试剂发生银镜反应,也能与费林试剂发生反应,还能使高锰酸钾溶液褪色。

甲酸有杀菌能力,可用作消毒剂和防腐剂,1.25% 的甲酸溶液称为蚁精,在医药上可用作治疗风湿病的外用药。

(二) 乙酸

乙酸(CH_3—COOH)俗称醋酸,为无色、有强烈刺激性酸味的液体,沸点为 118℃,熔点为 16.6℃,能与水混溶。当温度低于 16.6℃ 时凝结成冰状固体,所以又称冰醋酸。食醋中含有 3% ~ 5% 的乙酸。

乙酸是重要的化工原料,医药上常用乙酸稀溶液做消毒剂和防腐剂,也常用"食醋消毒法"预防流感。

(三) 乙二酸

乙二酸(HOOC—COOH)俗称草酸,为无色晶体,含 2 分子结晶水,易溶于水和乙醇,但不溶于乙醚等有机溶剂。乙二酸广泛存在于草本植物中。

乙二酸是最简单的二元羧酸,也是酸性最强的二元羧酸。乙二酸还具有还原性,容易氧化成二氧化碳和水,能使高锰酸钾褪色,在分析化学中常用乙二酸来标定高锰酸钾溶液的浓度。

乙二酸在印染工业上可作为媒染剂,还可用于除铁锈和蓝墨水污迹。

(四) 苯甲酸

苯甲酸(⬡—COOH)是最简单的芳香酸,因最初是从安息香中提取而得,因此俗称安息香酸。

苯甲酸为白色晶体,熔点为122℃,难溶于冷水,易溶于热水、乙醇和乙醚等有机溶剂。苯甲酸具有防腐作用,毒性低,因而苯甲酸及其钠盐常用作食品、药品等的防腐剂,也可用作治疗癣病的外用药。

问题9-2:怎样用化学方法鉴别甲酸、乙酸和乙醛?

知识拓展

脱羧反应

羧酸分子中羧基断裂生成二氧化碳的反应称为脱羧反应。在生物体内进行的许多生物化学反应都伴有脱羧反应。一元羧酸不易脱羧,但在一定条件下也能发生脱羧反应,生成少一个碳原子的烃,同时放出二氧化碳。例如:

$$R-COOH \xrightarrow[\triangle]{Cu、喹啉} R-H + CO_2 \uparrow$$

人体内羧酸的脱羧反应是在酶的催化下进行的。

在二元羧酸中,乙二酸和丙二酸容易发生脱羧反应,生成少一个碳原子的羧酸,同时放出二氧化碳。

$$HOOC-COOH \xrightarrow{\triangle} H-COOH + CO_2 \uparrow$$

$$HOOC-CH_2-COOH \xrightarrow{\triangle} CH_3-COOH + CO_2 \uparrow$$

第 2 节 羟基酸和酮酸

知识回顾

1. 烃分子中氢原子被羧基取代后生成的化合物称为羧酸,羧基是羧酸的官能团。

2. 羧酸在水溶液中呈酸性,遇石蕊试液显红色,与碱反应生成盐和水,但其酸性比无机强酸弱。

3. 在酸催化下,羧酸与醇发生酯化反应生成酯和水。

一、羟基酸、酮酸的结构和命名

(一) 羟基酸的结构和命名

从结构上看,羟基酸可以看作是羧酸分子中烃基上的氢原子被羟基取代生成的化合物,如乳酸

(
$\begin{array}{c} CH_3-CH-COOH \\ | \\ OH \end{array}$
)、苹果酸(
$\begin{array}{c} HO-CH-COOH \\ | \\ CH_2-COOH \end{array}$
)。**羧基和羟基是羟基酸的官能团**。像羟基酸这种

含有两种或两种以上官能团的化合物称为具有复合官能团的化合物。

根据羟基所连烃基类型不同,羟基酸可分为醇酸和酚酸。羟基连在脂肪烃基上的羟基酸称为**醇酸**,羟基连在芳香烃基苯环上的羟基酸称为**酚酸**。

例如,乳酸(
$\begin{array}{c} CH_3-CH-COOH \\ | \\ OH \end{array}$
)为醇酸,水杨酸(
$\begin{array}{c} \\ \end{array}$
$\begin{array}{c} -COOH \\ -OH \end{array}$
)为酚酸等。

醇酸的系统命名原则是以羧酸为母体,羟基为取代基,其他同羧酸。例如:

$$\begin{array}{c} CH_3-CH-COOH \\ | \\ OH \end{array}$$

2-羟基丙酸

(α-羟基丙酸)

$$\begin{array}{c} HO-CH-COOH \\ | \\ HO-CH-COOH \end{array}$$

2,3-二羟基丁二酸

(α,β-二羟基丁二酸)

酚酸命名时,以芳香酸为母体,羟基作为取代基,注明羟基在苯环上的位置。例如:

2-羟基苯甲酸(或邻羟基苯甲酸)

3,4,5-三羟基苯甲酸

羟基酸的命名也常根据其来源用俗名法命名。例如,2-羟基丙酸的俗名为乳酸,羟基丁二酸的俗名为苹果酸等。

（二）酮酸的结构和命名

分子中既含有羧基,又含有酮基的化合物称为酮酸,羧基和酮基都是酮酸的官能团,酮酸也是一类具有复合官能团的化合物。

酮酸的系统命名原则是:选择含羧基和酮基碳原子均在内的最长碳链为主链,称为"某酮酸";从羧基碳原子开始,用阿拉伯数字(或从第2位碳原子开始,用希腊字母)依次给主链碳原子编号,把酮基的位次写在"某酮酸"之前。例如:

$$CH_3-\overset{O}{\underset{}{C}}-COOH \qquad CH_3-\overset{O}{\underset{}{C}}-CH_2-COOH$$

丙酮酸　　　　　3-丁酮酸(或 β-丁酮酸)

二、重要的羟基酸和酮酸

（一）乳酸

乳酸($CH_3-\underset{OH}{\overset{}{CH}}-COOH$)学名为2-羟基丙酸。因最初从酸牛奶中得到,所以俗称乳酸。乳酸是肌肉中糖代谢的中间产物,人在剧烈运动后,感觉全身酸痛,就是由肌肉中乳酸含量增加所致。

纯净的乳酸为晶体,熔点为18℃。常见的乳酸一般为糖浆状液体,具有很强的吸湿性,能溶于水、乙醇和乙醚中。

乳酸在人体内脱氢氧化生成丙酮酸。

乳酸有消毒防腐作用,加热蒸发乳酸溶液,可以用于空气消毒;医药上常用乳酸钠纠正酸中毒,用乳酸钙治疗因缺钙引起的疾病,如佝偻病等。

（二）水杨酸

水杨酸(结构式)学名为2-羟基苯甲酸,存在于柳树及水杨树等植物中,俗称水杨酸。

水杨酸是一种无色针状结晶,熔点为159℃,微溶于冷水,易溶于沸水和乙醇中。水杨酸分子中含有羧基和酚羟基,因而具有羧酸和酚的一些性质,如容易被氧化,与三氯化铁溶液作用显紫色,水溶液呈酸性,能发生成盐反应、成酯反应等。

水杨酸能抑制细菌生长,具有杀菌防腐作用。此外,水杨酸还具有解热、镇痛和抗风湿作用,但对胃有刺激,不能服用,一般只用作外用消毒剂。

水杨酸的衍生物乙酰水杨酸(结构式)俗称阿司匹林,代号为APC,同样具有解热、镇痛和抗风湿作用,是内服的解热镇痛药,还可用于治疗和预防心脑血管疾病。

（三）丙酮酸

丙酮酸($CH_3-\overset{O}{\underset{}{C}}-COOH$)是最简单的酮酸,为无色液体,能与水混溶。丙酮酸是人和动物体内糖、脂肪、蛋白质代谢的中间产物。在人和动物体内,丙酮酸在酶的催化作用下加氢还原生成乳酸,乳酸脱氢氧化再生成丙酮酸。

$$CH_3-\overset{O}{\underset{}{C}}-COOH + H-H \xrightarrow{酶} CH_3-\underset{OH}{\overset{}{CH}}-COOH$$

$$CH_3-\overset{OH}{\underset{H}{C}}-COOH \xrightarrow[-2H]{\text{酶}} CH_3-\overset{O}{\overset{\|}{C}}-COOH$$

（四）β-丁酮酸

β-丁酮酸（$CH_3-\overset{O}{\overset{\|}{C}}-CH_2-COOH$）又名乙酰乙酸，为无色黏稠液体，是人和动物体内脂肪代谢的中间产物。

在人和动物体内，在酶的催化作用下，β-丁酮酸和 β-羟基丁酸之间可以相互转化。β-丁酮酸还可以发生脱羧反应生成丙酮。

阅读材料

酮体的检查

β-丁酮酸、丙酮、β-羟基丁酸三者在医学上合称为酮体。酮体是脂肪酸在人体内代谢的中间产物，但在正常情况下酮体能进一步氧化分解，因此，正常人体血液中只有微量酮体存在。糖尿病患者由于代谢障碍，血液及尿液中酮体含量增多，可能引发酸中毒。检查酮体含量可帮助对疾病的诊断。

检查尿液中酮体的方法是：在试管中加入尿液 10ml，然后滴加 50%乙酸溶液 2 滴，再滴加 20%新配制的亚硝酰铁氰化钠溶液 5 滴，充分混合，然后沿试管壁慢慢加入浓氨水流至液面，静置数分钟，观察，若液面出现紫色环，证明有酮体存在。

自 测 题

一、选择题

1. 羧酸的官能团是（   ）
   A. —OH
   B. —CHO
   C. —COOH
   D. $-\overset{O}{\overset{\|}{C}}-$

2. 可说明乙酸是弱酸的事实是（   ）
   A. CH_3COOH 能与 Na_2CO_3 溶液反应放出 CO_2 气体
   B. CH_3COOH 能与水混溶
   C. CH_3COOH 的溶液能使紫色石蕊试液变红
   D. 0.1mol/L 的 CH_3COOH 溶液 pH 约为 3

3. 下列酸性最强的是（   ）
   A. 甲酸
   B. 乙酸
   C. 丙酸
   D. 丁酸

4. 能用来鉴别甲酸和乙酸的试剂是（   ）
   A. Na_2CO_3 溶液
   B. 石蕊试液
   C. 托伦试剂
   D. 溴水

5. 剧烈运动后造成肌肉酸痛的物质是（   ）
   A. 乙酸
   B. 碳酸
   C. 乳酸
   D. 丙酮酸

二、填空题

1. 根据和羧基相连的烃基种类不同，羧酸可分为 _____ 和 _____ 。

2. 羧基中羟基由于受羰基的影响，容易电离出 H^+，在水溶液中表现出明显的 _____ 性。

3. 羧酸与醇在酸催化作用下发生分子间脱水生成酯和水的反应称为 _____ 。

4. 从结构上看，羟基酸可以看成是羧酸分子中 _____ 的氢原子被 _____ 取代而成的化合物。

5. 分子中既含有 _____ ，又含有 _____ 的化合物称为酮酸。

三、用系统命名法命名下列物质（或写出结构式）

1. $CH_3-\overset{\underset{CH_3}{|}}{CH}-\overset{\underset{C_2H_5}{|}}{CH}-CH_2-COOH$

2. $CH_3-\overset{O}{\overset{\|}{C}}-CH_2-COOH$

3. 2,3-二羟基丁二酸

4. 水杨酸

（杨　华）

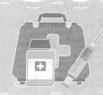
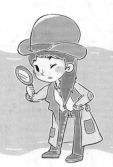

第 10 章
脂 类

生命由一系列复杂的化学过程维持着,食物就是维持这一化学过程的化学试剂。食物不仅为机体提供原料和能量,而且在生长发育、新陈代谢的各个环节都发挥着重要作用,是生命活动中必不可少的物质。食物中能够被人体吸收和利用的各种成分称为营养素,人体需要的营养素主要有脂类、糖类、蛋白质、无机盐、维生素和水六类,统称为六大营养素。脂类广泛存在于生物体内,根据其分子结构与水解产物的不同,脂类可分为油脂和类脂。

第 1 节 油 脂

知识回顾

1. 羧酸与醇脱水生成的酯有香味,水溶性小。例如:

$$H_3C-\overset{\overset{O}{\|}}{C}+OH + H\!\cdot\!O-CH_2CH_3 \underset{70\sim80℃}{\overset{浓H_2SO_4}{\rightleftharpoons}} H_3C-\overset{\overset{O}{\|}}{C}-O-CH_2CH_3 + H_2O$$

乙酸   乙醇   乙酸乙酯

生成的乙酸乙酯有苹果香味,甘油是否也能与羧酸生成有香味的酯呢?

2. 酯的结构通式是 $R-\overset{\overset{O}{\|}}{C}-OR'$,其中 R 和 R′ 可以相同也可以不同。从结构上看,酯可以看作是酰基 $R-\overset{\overset{O}{\|}}{C}-$ 和烃氧基 $-O-R'$ 相连而成的化合物。

油脂属于酯类化合物。**油脂是油和脂肪的总称**。通常把**常温下呈液态的油脂称为油**,如花生油、芝麻油、豆油等,它们多数来源于植物。把多数来源于动物,在**常温下呈固态的油脂称为脂肪**,如猪脂、牛脂、羊脂(习惯上也称猪油、牛油、羊油)等。

一、油脂的结构和组成

自然界的油脂是多种物质的混合物,其主要成分是由 1 分子甘油和 3 分子高级脂肪酸脱水形成的甘油三酯,也称为三酰甘油。其结构通式和结构示意图如下:

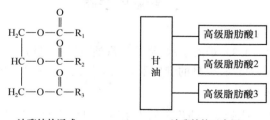

油酯结构通式   油酯结构示意图

式中,R_1、R_2、R_3 分别代表高级脂肪酸的烃基,它们可以相同,也可不同。如果 R_1、R_2、R_3 相同,称为单甘油酯;如果 R_1、R_2、R_3 不同,称为混甘油酯。自然界的油脂多为混甘油酯的混合物。

表 10-1　油脂中常见的高级脂肪酸

种类	名称	结构简式
饱和脂肪酸	软脂酸(十六酸)	$C_{15}H_{31}COOH$
	硬脂酸(十八酸)	$C_{17}H_{35}COOH$
不饱和脂肪酸	油酸(9-十八碳烯酸)	$C_{17}H_{33}COOH$
	亚油酸(9,12-十八碳二烯酸)	$C_{17}H_{31}COOH$
	亚麻酸(9,12,15-十八碳三烯酸)	$C_{17}H_{29}COOH$
	花生四烯酸(5,8,11,14-二十碳四烯酸)	$C_{19}H_{31}COOH$

组成油脂的高级脂肪酸种类较多,多数是含偶数碳原子的直链一元高级脂肪酸,其中以含 16 和 18 个碳原子的高级脂肪酸最为常见,有饱和的,也有不饱和的。油脂中常见的高级脂肪酸见表 10-1。

含较多不饱和脂肪酸成分的甘油酯在常温下一般呈液态;含较多饱和脂肪酸成分的甘油酯在常温下一般呈固态。

多数脂肪酸在人体内都能合成,只有亚油酸、亚麻酸和花生四烯酸等在人体内不能合成,但又是维持正常生命活动不可缺少的,所以必须从食物中摄取,这些脂肪酸称为必需脂肪酸。例如,花生四烯酸是合成体内重要活性物质前列腺素的原料。天然油脂中所含的高级脂肪酸的种类及含量各有不同,所以营养价值也不尽相同,表 10-2 列出了一些常见天然油脂中脂肪酸的含量。

表 10-2　常见天然油脂中脂肪酸的含量(%)

名称	软脂酸	硬脂酸	油酸	亚油酸	亚麻酸	其他脂肪酸
猪油	25.0	13.0	45.0	10.0	1.0	6.0
牛油	32.0	15.0	48.0	3.0	2.0	—
花生油	11.0	2.5	50.0	30.0	1.0	5.5
大豆油	11.0	4.0	21.0	55.0	8.5	0.5
玉米油	12.0	2.0	25.0	60.0	0.5	0.5
芝麻油	9.0	6.0	41.0	43.0	0.5	0.5
红花油	6.5	2.5	11.0	79.0	0.5	0.5

植物油含不饱和脂肪酸较多,能降低血浆中胆固醇及甘油三酯的含量,同时植物油中尚含有抑制胆固醇吸收的谷固醇,也可使胆固醇吸收减少。为了预防动脉硬化和脂血症,老年人应尽量少食动物油脂,而改食植物油。

知识拓展

心 脑 康

心脑康是从菊科植物红花果实中提取的红花油加芳香开窍剂及维生素 E 等组成的复方制剂。红花油中含有亚油酸、亚麻酸、花生四烯酸等人体必需的脂肪酸,具有降低总胆固醇、甘油三酯的作用。维生素 E、B_6 的存在,既可增强亚油酸降胆固醇的作用,又可防止亚油酸的氧化。临床上用于脂血症、动脉粥样硬化、冠心病、心绞痛、高血压、脑动脉硬化、脑出血与脑血栓形成后遗症等的治疗。

二、油脂的性质

(一)油脂的物理性质

油脂比水轻,密度为 0.9~0.95,难溶于水,易溶于汽油、乙醚、氯仿等有机溶剂。纯净的油脂是无色、无臭、无味的,但一般油脂因含有少量的维生素和色素等,多具有颜色和气味。

(二)油脂的化学性质

1. 水解反应　油脂在酸、碱或酶等催化剂的作用下均可发生水解反应。

1 分子油脂在酸或酶的作用下完全水解的产物是 1 分子甘油和 3 分子高级脂肪酸,反应式为

$$
\begin{array}{l}
CH_2-C-O-R_1 \\
\quad\; \| \\
\quad\; O \\
CH-C-O-R_2 \quad +3H_2O \xrightarrow{\text{酸或酶}} \\
\quad\; \| \\
\quad\; O \\
CH_2-C-O-R_3 \\
\quad\; \| \\
\quad\; O
\end{array}
\qquad
\begin{array}{l}
CH_2-OH \qquad R_1-COOH \\
\; | \\
CH-OH \quad + \quad R_2-COOH \\
\; | \\
CH_2-OH \qquad R_3-COOH
\end{array}
$$

油脂　　　　　　　　　　　　　　　　甘油　　　　高级脂肪酸

油脂在酸或酶的作用下不完全水解时可生成脂肪酸、甘油一酯和甘油二酯。油脂在碱性溶液中水解(氢氧化钠或氢氧化钾)生成甘油和高级脂肪酸盐。高级脂肪酸盐通常称为肥皂,所以**油脂在碱性溶液中的水解反应又称为皂化反应。**反应式为

$$
\begin{array}{l}
CH_2-C-O-R_1 \\
\quad\; \| \\
\quad\; O \\
CH-C-O-R_2 \quad +3NaOH \longrightarrow \\
\quad\; \| \\
\quad\; O \\
CH_2-C-O-R_3 \\
\quad\; \| \\
\quad\; O
\end{array}
\qquad
\begin{array}{l}
CH_2-OH \qquad R_1-COONa \\
\; | \\
CH-OH \quad + \quad R_2-COONa \\
\; | \\
CH_2-OH \qquad R_3-COONa
\end{array}
$$

油脂　　　　　　　　　　　　　　　　甘油　　　　高级脂肪酸钠

由高级脂肪酸钠组成的肥皂称为钠肥皂,又称硬肥皂,就是生活中常用的普通肥皂。由高级脂肪酸钾组成的肥皂称为钾肥皂,又称软肥皂。由于软肥皂对人体皮肤、黏膜刺激性小,医药上常用作灌肠剂或乳化剂。

知 识 拓 展

肥皂的制造

把动物脂肪或植物油跟氢氧化钠溶液按一定比例放在皂化锅中加热、搅拌,使之发生皂化反应。反应完成后,生成的高级脂肪酸钠、甘油和水形成了混合物。往锅内加入食盐细粒,搅拌、静置,则使高级脂肪酸钠从溶液中析出,浮在液面,从而与甘油、食盐水分离(这个过程称为盐析)。集取浮在液面的高级脂肪酸钠,加入填充剂(如松香、硅酸钠)等进行压滤、干燥、成型,就制得成品肥皂,下层液体经分离提纯后便得到甘油。

2. 加成反应　含有不饱和脂肪酸成分的油脂,其分子中含有碳碳双键,具有与烯烃相似的加成性质,在一定条件下可发生加成反应。

(1) 加氢:不饱和程度较高、熔点较低的液态油,通过催化加氢可提高饱和程度。液态油转变成半固态脂肪的过程称为油脂的氢化,也称**油脂的硬化**。这样制得的油脂通常又称为硬化油。硬化油不易被空气氧化变质,便于储存和运输,可作为制肥皂、化妆品和食品等的原料。

(2) 加碘:通常可用油脂吸收碘的量来测定油脂的不饱和程度。每100g 油脂吸收碘的最大克数称为油脂的**碘值**。碘值越大,油脂的不饱和程度越高,如花生油(碘值为 83～105)和大豆油(碘值为127～138)。碘值也是衡量食用油脂质量的一个标准。医学研究证实,长期食用低碘值的油脂,如猪油(碘值为 46～70)和牛油(碘值为 30～48),易引起动脉硬化。

3. 酸败　油脂在空气中放置过久,逐渐变质产生难闻的气味,这种变化称为油脂的**酸败**。酸败的原因是油脂受光、热、水、空气中的氧和微生物的作用发生水解和氧化反应,生成有挥发性、有臭味的低级醇、醛、酮和脂肪酸的混合物。酸败的油脂不能食用。为防止油脂的酸败,必须将油脂保存在干燥、低温、避光的密闭容器中。

(三) 油脂的乳化

【演示实验 10-1】　向试管中加入蒸馏水 5ml,大豆油 1ml,振荡,观察现象。再向试管中加入洗涤剂

1ml,振荡,观察现象。

从以上实验中可以看出,向蒸馏水中加入大豆油,可以看到大豆油浮在水的表面,将水和大豆油混合液用力振荡,大豆油以小油滴的形式分散于水中形成不稳定的乳状液,静置后,小油滴互相碰撞聚集成大油滴,很快浮于水面分为水和油两层。但加入洗涤剂并用力振荡后,发现大豆油在洗涤剂的作用下形成了稳定的乳浊液。像洗涤剂、肥皂这样能使乳浊液稳定的试剂称为**乳化剂**。

油脂难溶于水,又比水轻。如果要使油脂散在水中得到稳定的乳状液,必须加入乳化剂,如洗涤剂、肥皂和胆汁酸盐等。乳化剂之所以能使乳状液稳定,是因为乳化剂分子的特殊结构——亲水基和亲油基。以肥皂为例,在肥皂($C_{17}H_{35}COONa$)分子中 $C_{17}H_{35}$—是亲油基(具有斥水性),—COONa 是亲水基(具有斥油性)。当乳化剂肥皂与油滴和水接触时,肥皂的亲油基插入油中,亲水基伸展在水中。这样使油滴的表面形成了一层乳化剂肥皂分子的保护膜,防止小油滴互相碰撞而聚集,从而形成较稳定的乳状液。这种**利用乳化剂使油脂形成较稳定的乳状液的作用称为油脂的乳化**。

油脂的乳化有十分重要的生理意义,油脂在小肠内经胆汁酸盐的乳化,分散成小油滴,从而增大了与脂肪酶的接触面积,便于油脂的水解、消化与吸收。

知识拓展

肥皂的去油污原理

肥皂能够去油污主要是高级脂肪酸钠的作用。从结构上看,高级脂肪酸钠的分子可以分为两部分,一部分是极性的—COONa 或—COO—,与水的极性相近,这一部分可溶于水,称为亲水基。另一部分是极性较弱的烃基 R—,这一部分的极性与水相比差别很大,与极性较弱的油极性相近,不能溶于水,易溶入油,称为亲油基。亲油基具有亲油的性质。在洗涤过程中,油污中的油脂与肥皂接触后,高级脂肪酸钠分子的烃基插入油滴内,羧酸钠部分伸展在水中,这样油滴就被肥皂分子包围起来(图 10-1)。再经摩擦、振动,大的油滴分散成小的油珠,最后脱离被洗的纤维织品而分散到水中形成乳浊液,从而达到洗涤目的。

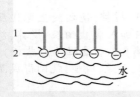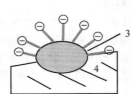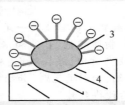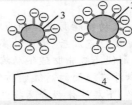

图 10-1 肥皂去油污示意图
1. 亲油基;2. 亲水基;3. 油污;4. 纤维织品

三、油脂的生理意义

脂类是组成生物细胞的重要成分,是生物维持正常生命活动不可缺少的物质和人体能量的主要来源。正常人体脂类含量为体重的 14% ~ 19%,过胖者可达体重的 30% 以上。绝大部分油脂储存于脂肪组织细胞中,分布在腹腔、皮下、肌纤维间及脏器周围。油脂的生理意义是:

(1)构成生物膜:脂蛋白是构成生物细胞膜的一部分。细胞膜的完整性是维持细胞正常功能的重要保证。

(2)储能和供能:油脂是人体内重要的供能储能物质。1g 油脂在人体内完全氧化(生成 CO_2 和 H_2O)时产生约 39.3kJ 的热能,是糖类(约 17.2kJ)或蛋白质(约 18kJ)的 2 倍多。成人每天从膳食摄入油脂 50~60g,能供应日需总热能的 20% ~ 25%。在饥饿或禁食时,油脂成为机体所需能量的主要来源。

(3)保护脏器、防止热量散失:脂肪不易导热,分布于皮下的脂肪组织可以防止热量散失而保持体温,一般肥胖的人比瘦小的人在夏天更怕热、冬天更能抗冻是体内脂肪多的缘故。脏器周围的脂肪组织可对撞击起缓冲和保护内脏作用。另外,油脂与人体脂溶性维生素的吸收、代谢和多种激素的生成以及神经介质的传递等都密切相关。

深海鱼油

深海鱼油来源于深海鱼体,是富含 EPA(二十碳五烯酸)、DHA(二十二碳六烯酸)的油脂。普通鱼体内含 EPA 和 DHA 数量极微,陆地其他动物体内几乎不含 EPA 和 DHA,只有寒冷地区深海里的鱼,如三文鱼和沙丁鱼等体内 EPA 和 DHA 含量极高,也因此称之为深海鱼油。

深海鱼油是一种营养价值较高的油脂,人们常将它作为保健品食用。EPA 能降低人体甘油三酯及胆固醇的含量,从而有助于保持血管畅通,预防血栓产生,阻止中风或心肌梗死的发生;能清除血液中过多的脂肪,预防动脉硬化及阻止末梢血管阻塞的发生。DHA 是大脑细胞形成、发育不可缺少的物质基础,有"脑黄金"美称。

第2节　类　脂

知识回顾

从结构上看,油脂是甘油三酯,它难溶于水,能发生水解反应。

在生物体的组织中除含有油脂外,还含有许多性质类似于油脂的化合物,这些化合物通常称为类脂。重要的类脂有磷脂和固醇。

一、磷　脂

磷脂广泛分布在动植物组织中,它们是细胞原生质的组成部分,一切细胞的细胞膜中均含有磷脂。它主要存在于脑和神经组织、骨髓、心、肝、肾等器官中,蛋黄、植物的种子及胚芽中也都含有丰富的磷脂。

磷脂是含磷的脂肪酸甘油酯,性质和结构都与油脂相似。磷脂完全水解后可以得到甘油、高级脂肪酸、磷酸和含氮有机碱四种物质。磷脂的结构通式及结构示意图为

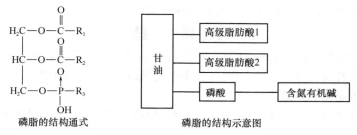

磷脂的结构通式　　　　　　磷脂的结构示意图

根据含氮有机碱的不同,磷脂又分为多种,最常见的有卵磷脂和脑磷脂,卵磷脂和脑磷脂分子结构中的含氮有机碱不同,分别是胆碱和胆胺。

(一) 卵磷脂

卵磷脂又称为磷脂酰胆碱,因最初是从蛋黄中发现的,且蛋黄中含量最丰富,所以称为卵磷脂。卵磷脂是吸水性很强的白色蜡状固体,在水中呈胶状液,易溶于乙醚和乙醇。卵磷脂不稳定,在空气中易被氧化而变成黄色或棕色。卵磷脂中胆碱部分有极性,易与水相吸,脂肪酸烃基为非极性,易与脂肪相吸,所以卵磷脂既亲油又亲水,能促进脂肪在人体内的代谢,防止脂肪在肝脏中大量存积,因此常用作抗脂肪肝的药物。

1 分子卵磷脂完全水解可生成 1 分子甘油、2 分子高级脂肪酸、1 分子磷酸和 1 分子胆碱。卵磷脂的结构通式和结构示意图为

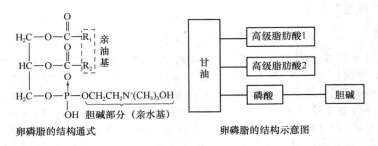

卵磷脂的结构通式　　　　　　　卵磷脂的结构示意图

（二）脑磷脂

脑磷脂又称为磷脂酰胆胺,脑磷脂与卵磷脂并存于动物机体的组织中,以脑组织中含量较多,因此称为脑磷脂。脑磷脂的结构和性质与卵磷脂相似,但它们与磷酸结合的含氮有机碱不同,在脑磷脂中的含氮有机碱是胆胺。

1分子脑磷脂完全水解可生成1分子甘油、2分子高级脂肪酸、1分子磷酸和1分子胆胺。脑磷脂的结构通式及结构示意图为

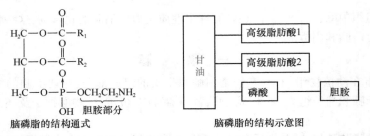

脑磷脂的结构通式　　　　　　　脑磷脂的结构示意图

脑磷脂为无色固体,难溶于水和丙酮,微溶于乙醇,可溶于乙醚。脑磷脂很不稳定,在空气中易被氧化成棕黑色物质。脑磷脂不仅是组成各种组织器官的重要成分,而且与血液的凝固有关,血小板内能促进血液凝固的凝血激酶就是由脑磷脂和蛋白质组成的。

二、固　　醇

固醇又称甾醇,因最初是从胆石中发现的固体醇而得名。它广泛存在于动植物体的组织中。固醇在结构上都有1个环戊烷多氢菲的骨架,有3个取代烃基(其中有两个是甲基),还有1个羟基,所以固醇是一类结构复杂的脂环醇。

甾醇的“甾”字来源于它的基本结构,“巛”表示3个烃基侧链,“田”字表示4个环。在固醇中最重要的是胆固醇。

（一）胆固醇

胆固醇广泛存在于动物及人体的组织细胞中,在脑及神经组织中含量较多。胆固醇在体内常与脂肪酸结合成胆固醇酯,所以在血液中既有胆固醇,又有胆固醇酯。胆固醇的结构式如下:

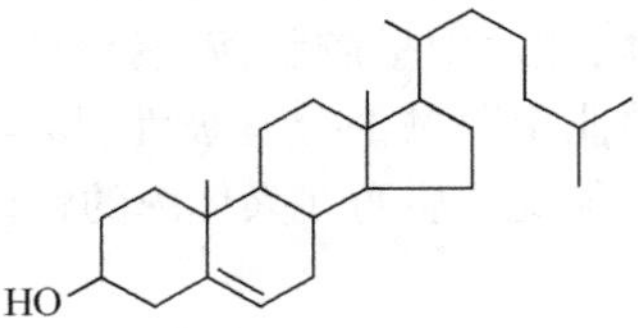

胆固醇

胆固醇是无色蜡状固体,不溶于水,易溶于有机溶剂。把胆固醇溶于氯仿中,再加入乙酐和浓硫酸,颜色由浅红变成蓝紫,最后变成绿色。绿色的深浅与胆固醇的含量成正比,这是临床上常用的测

定胆固醇含量的依据。胆固醇常与油脂共存,其不能皂化。在人体中,胆固醇代谢发生障碍时,血液中的胆固醇含量就会增加。胆固醇及其酯沉积于血管壁会形成动脉粥样硬化,导致高血压。胆汁中胆固醇的沉积会形成胆结石,胆结石可引起剧烈疼痛,阻塞正常胆汁液流动,引起黄疸。

胆固醇在体内还可以转变成多种重要的物质,如胆汁酸盐、肾上腺皮质激素、性激素等,它们都是具有重要生理功能的物质。

(二) 7-去氢胆固醇

7-去氢胆固醇是一种动物固醇。胆固醇存在于动物的血液、脂肪组织、脑髓和神经组织中,可脱氢生成 7-去氢胆固醇,储存于皮下,经阳光中紫外线的照射,7-去氢胆固醇开环形成维生素 D_3,因此日光浴是人体获得维生素 D_3 的简易方法。

(三) 麦角固醇

麦角固醇是一种植物固醇,存在于麦角、酵母和一些植物中。现在多从酵母中提取,经紫外线照射,其开环而形成维生素 D_2。所以它是合成维生素 D_2 的重要原料。

维生素 D_2、D_3 均属于 D 族维生素,它们是脂溶性维生素,具有抗佝偻病的作用。

为了防止得佝偻病,小孩应经常晒太阳,也可食用富含维生素 D 的食品,如鱼肝油、牛奶及蛋黄等。

知识拓展
脂肪乳注射液
　　脂肪乳注射液是静脉滴注药,为白色乳状液体,是复方制剂,即注射用大豆油经注射用卵磷脂乳化,加入注射用丙三醇和注射用水制成的灭菌脂肪乳剂。脂肪乳是能量补充药,可以为机体提供能量和必需脂肪酸。按大豆油含量的不同,脂肪乳注射液分为 10%、20%、30% 三种,如早产儿及低体重新生儿可适当补充 10%、20% 脂肪乳注射液。30% 脂肪乳注射液更适合输液量受限制和能量需求高度增加的患者。其中的卵磷脂可辅助治疗动脉粥样硬化、脂肪肝、小儿湿疹、神经衰弱症,在药用辅料中用作增溶剂、乳化剂及油脂类的抗氧化剂。

阅读材料
甾体激素
　　激素是由内分泌腺及具有内分泌功能的一些组织所产生的有机化合物,数量虽少,但是有重要的生理功能,主要是控制生长、发育和性机能等。甾体激素是激素中的一大类(另一类是含氮激素)。根据来源,甾体激素又可分为肾上腺皮质激素和性激素两大类。

　　肾上腺皮质激素是产生于肾上腺皮质部分的一类激素,包括糖代谢皮质激素和盐代谢皮质激素。糖代谢皮质激素影响脂类、糖类、蛋白质的代谢,如可的松;盐代谢皮质激素影响组织中电解质的运转和水的分布,如醛固酮。

　　性激素由高等动物性腺(睾丸、卵巢)所分泌,分为雄性激素和雌性激素。雄性激素的功能主要是促进雄性器官及第二性征的生长、发育,以及维持雄性特征,活性最强的是睾酮,临床上多用它的衍生物,如甲基睾酮、丙酸睾酮等。雌性激素包括雌激素和孕激素。雌激素的功能主要是促进子宫、输卵管和第二性征的发育,活性最强的是 β-雌二醇;黄体酮则是由黄体分泌的孕激素,主要生理作用是抑制排卵,并能使受精卵在子宫内发育,使胎儿安全生长。临床上用于治疗习惯性流产、子宫功能性出血、痛经和月经失调等疾病。

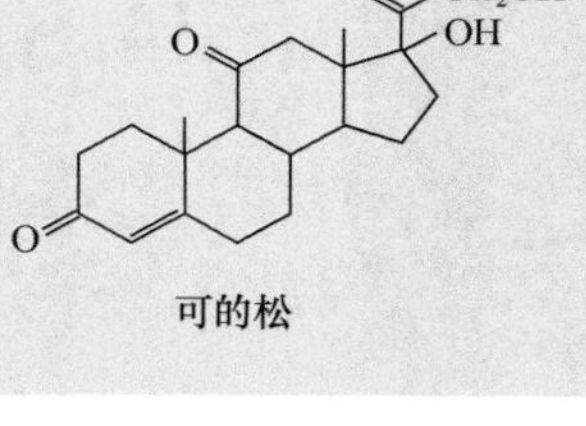

可的松 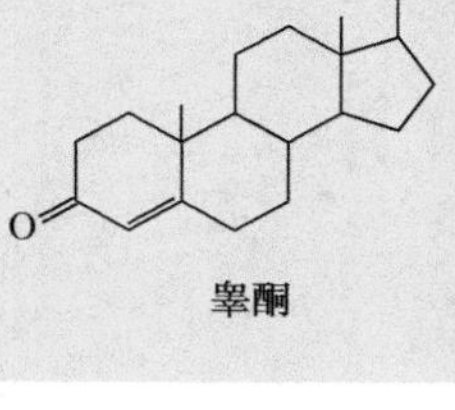　　　　　睾酮

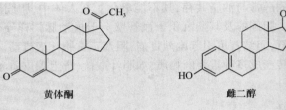

黄体酮　　　　　　　　　雌二醇

自 测 题

一、选择题

1. 酯的水解产物是(　)
   A. 羧酸和醇　　　　　B. 羧酸和醛
   C. 羧酸和醚　　　　　D. 羧酸和酮

2. 下列物质属于不饱和脂肪酸的是(　)
   A. 软脂酸　　　　　　B. 硬脂酸
   C. 丁酸　　　　　　　D. 油酸

3. 胆汁酸盐可以帮助油脂消化吸收,是因为它具有
   (　)
   A. 酯化作用　　　　　B. 水解作用
   C. 盐析作用　　　　　D. 乳化作用

4. 油脂的皂化反应是指油脂的(　)
   A. 氢化反应　　　　　B. 碱性水解反应
   C. 加成反应　　　　　D. 氧化反应

5. 油脂酸败是因为油脂发生了(　)
   A. 加氢反应
   B. 水解反应
   C. 氧化反应

   D. 氧化反应和水解反应

二、填空题

1. 油脂是_____和_____的总称,它是由甘油和多种_____反应生成的甘油酯,其结构通式是_____。

2. 胆固醇是无色蜡状固体,不溶于_____,易溶于_____,常与油脂共存。在人体中,若胆固醇代谢发生障碍,血液中的胆固醇含量就会升高,产生沉积,从而引起动脉粥样硬化。

3. 1分子油脂完全水解可以得到1分子_____和3分子_____。而1分子磷脂完全水解可以得到1分子_____、2分子_____、1分子_____和1分子_____。

三、写出下列化合物的结构简式

1. 软脂酸_____。
2. 硬脂酸_____。
3. 油酸_____。

(宗桂玲)

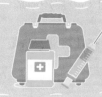

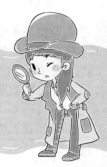

第11章
糖　类

糖类广泛分布于动植物体中。鲜果中含有果糖,甘蔗和甜菜中含有大量蔗糖,麦芽中含有麦芽糖,谷类粮食中含有丰富的淀粉,植物含有大量的纤维素。人体血液中含有葡萄糖,细胞核中含有核糖,乳汁中含有乳糖,肝脏和肌肉中含有糖原。葡萄糖、果糖、核糖、蔗糖、麦芽糖、乳糖、淀粉、糖原和纤维素都是糖类。

从化学结构上看,**糖类是由 C、H、O 三种元素组成的,是多羟基醛或多羟基酮及它们的脱水缩合产物**。糖类可分为单糖、二糖(又称为双糖)和多糖。不能水解的糖称为单糖,如葡萄糖、果糖和核糖。二糖水解后能生成 2 分子单糖,如麦芽糖、蔗糖和乳糖。多糖水解后能生成许多分子的单糖,如淀粉、糖原和纤维素。

第 1 节　单　糖

　　羟基和羧基易与水结合。甘油与新制的氢氧化铜反应生成深蓝色溶液。醛氧化生成酸。

单糖一般是含有 3~6 个碳原子的多羟基醛或多羟基酮。与人类关系密切的有葡萄糖、果糖、核糖和脱氧核糖等。

一、葡　萄　糖

(一) 葡萄糖的结构

葡萄糖的分子式是 $C_6H_{12}O_6$,链状结构中有 5 个羟基和 1 个醛基,在水溶液中,链状葡萄糖和环状葡萄糖存在动态平衡,它们的结构式表示如下:

α-葡萄糖(约36%)　　　　链状葡萄糖(约0.1%)　　　β-葡萄糖(约64%)

(二) 葡萄糖的性质和用途

【演示实验11-1】 取 1 支试管,加入约 2g 葡萄糖晶体,再加入 4ml 蒸馏水,振摇。观察葡萄糖晶体在水中的溶解情况。

葡萄糖是无色结晶或白色结晶性或颗粒性粉末,无臭,味甜。有吸湿性,易溶于水。

【演示实验11-2】 在上述葡萄糖溶液中加入 1ml 0.1mol/L $CuSO_4$ 溶液,再逐滴加入 1mol/L NaOH 溶液,边加边振荡,至沉淀完全溶解,生成深蓝色溶液。将其放入 80℃ 水浴中加热,观察沉淀的生成。(葡萄糖与碱性 $CuSO_4$ 的还原反应见实验彩图 11-2)

葡萄糖分子中含有 5 个羟基,在碱性溶液中与 Cu^{2+} 生成深蓝色配合物。葡萄糖分子中含有醛基,具有还原性。加热时,碱性溶液中的 Cu^{2+} 氧化葡萄糖生成葡萄糖酸及其他产物,同时 Cu^{2+} 被还原成 Cu^+,再与 OH^- 结合生成黄色的 CuOH,加热后 CuOH 即变成砖红色的 Cu_2O 沉淀。

临床上检验尿液中的葡萄糖所用的班氏试剂是硫酸铜、碳酸钠和柠檬酸钠配成的碱性溶液,呈深蓝色。溶液中 Cu^{2+} 有弱氧化性,可被葡萄糖还原生成砖红色的 Cu_2O 沉淀。

葡萄糖在人体内还可以氧化生成葡萄糖醛酸。

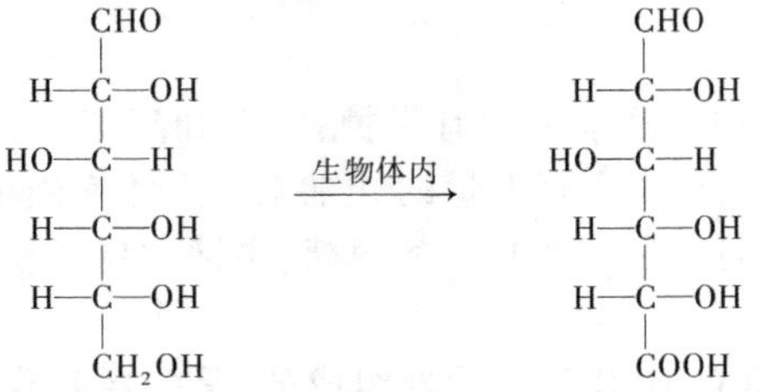

葡萄糖醛酸能与含羟基、羧基、氨基、巯基等的药物或含有这些基团的代谢物结合,形成水溶性结合物,由尿排出,对机体有解毒和保肝作用。

葡萄糖是人类重要的营养物质,在体内迅速被氧化成 CO_2 和 H_2O,并同时供给能量。成人每天所需能量的 60%～70% 来自糖类。1mol 葡萄糖完全氧化可释放出 2870kJ 的能量。

$$C_6H_{12}O_6+6O_2\longrightarrow 6CO_2+6H_2O+2870kJ$$

人体血液中的葡萄糖称为血糖,正常人空腹的血糖含量为 3.9～6.1mmol/L。糖尿病患者的尿液中含有葡萄糖,含量随病情的轻重而不同。

人体小肠能直接吸收单糖,通过毛细血管进入血液循环。所以体弱患者和血糖过低的患者可通过口服或静脉注射葡萄糖溶液的方式来迅速补充营养。葡萄糖也可转化成糖原和脂肪储存,对肝脏具有保护作用。正常人体每分钟利用葡萄糖的能力为 6mg/kg。5%～10% 葡萄糖溶液可用于补充体液。

问题 11-1:哪些实验事实证明葡萄糖分子既有羟基又有醛基?

二、果 糖

果糖的分子式是 $C_6H_{12}O_6$,是葡萄糖的同分异构体。纯净的果糖是白色晶体,易溶于水。果糖是天然糖中最甜的糖。蜂蜜中 70%～80% 是果糖和葡萄糖的混合物。

【演示实验 11-3】 在 1 支试管中加入 2ml 0.1mol/L 果糖溶液和 2ml 0.1 mol/L $CuSO_4$ 溶液,再逐滴加入 1mol/L NaOH 溶液,边加边振荡,至沉淀完全溶解,生成深蓝色溶液。将其放入 80℃ 水浴中加热,观察砖红色沉淀的生成。(果糖与碱性 $CuSO_4$ 的反应见实验彩图 11-3)

实验结果表明,果糖具有还原性。在碱性和加热条件下,果糖被 Cu^{2+} 氧化,同时生成砖红色的 Cu_2O 沉淀。

果糖的药理作用基本上与葡萄糖相同,具有直接供给热能、补充体液及营养全身的功效。但果糖从血液中移出、转化成肝糖原比葡萄糖快,并能在无胰岛素情况下代谢成糖原,因此果糖比葡萄糖容易吸收、利用。此外,果糖能加速乙醇代谢,用于急性中毒的辅助治疗。

> 知识拓展
>
> ## 葡萄糖注射液
>
> 葡萄糖注射液为葡萄糖或无水葡萄糖的灭菌水溶液,为无色或几乎无色的澄明液体,味甜,pH 为 3.2～5.5。
>
> 临床上用于补充热能和体液,用于治疗低血糖症、饥饿性酮症、高钾血症,用作药物稀释剂,配制腹膜透析液。
>
> 冬季在注射前须先将安瓿加热至与体温相同的温度,再慢慢注入静脉,可避免痉挛。高渗溶液应缓慢注射。

三、核糖和脱氧核糖

核糖的分子式为 $C_5H_{10}O_5$，脱氧核糖的分子式为 $C_5H_{10}O_4$，它们都是戊醛糖。脱氧核糖的 2 位碳原子上没有羟基，只有 2 个氢原子。它们的结构如下：

```
      CHO              CHO
   H—C—OH          H—C—H
   H—C—OH          H—C—OH
   H—C—OH          H—C—OH
     CH₂OH            CH₂OH
      核糖            脱氧核糖
```

第 2 节 二 糖

知识回顾

羟基和羧基易与水结合。醇分子间脱水生成醚。单糖在碱性溶液中与 Cu^{2+} 反应生成深蓝色溶液，单糖具有还原性。

最重要的二糖为蔗糖、麦芽糖和乳糖，它们的分子式均是 $C_{12}H_{22}O_{11}$，互为同分异构体。二糖在被生物利用之前必须水解成单糖。生物水解糖类的酶称为糖酶，二糖酶中最重要的为蔗糖酶、麦芽糖酶和乳糖酶，存在于人体的小肠液中。

一、蔗 糖

日常食用的蔗糖是从甘蔗和甜菜中提取的，白糖、冰糖和红糖都是蔗糖。纯净的蔗糖为白色晶体，易溶于水，有甜味。

蔗糖在人体小肠液中的蔗糖酶催化作用下迅速水解生成葡萄糖和果糖。稀酸也能催化蔗糖水解。

$$C_{12}H_{22}O_{11}+H_2O \xrightarrow[\text{或 } H^+]{\text{蔗糖酶}} C_6H_{12}O_6+C_6H_{12}O_6$$
蔗糖 葡萄糖 果糖

【演示实验11-4】 在 2 支试管中各加入 2ml 0.1mol/L 蔗糖溶液，第 1 支中加入 5 滴 1mol/L 盐酸，第 2 支中不加盐酸。将 2 支试管同时放入 80℃水浴中加热 1min，取出后，各加入 2ml 0.1mol/L $CuSO_4$ 溶液和 1ml 1mol/L NaOH 溶液，摇匀。同时放入 80℃水浴中加热，观察有无沉淀生成。

第 1 支试管中有砖红色的 Cu_2O 沉淀，第 2 支中无沉淀。

蔗糖无还原性，在碱性溶液中不能被 Cu^{2+} 氧化。蔗糖在酸催化和加热条件下迅速水解生成葡萄糖和果糖。

问题11-2：低血糖时，口服蔗糖溶液能升高血糖吗？

二、麦 芽 糖

谷类种子发芽时及淀粉在消化道中被淀粉酶水解即产生麦芽糖。纯净的麦芽糖为白色晶体，易溶于水，有甜味。

麦芽糖在人体小肠液中的麦芽糖酶催化作用下，水解生成葡萄糖。

$$C_{12}H_{22}O_{11}+H_2O \xrightarrow{\text{麦芽糖酶}} 2C_6H_{12}O_6$$
麦芽糖 葡萄糖

麦芽糖是还原性糖。

三、乳 糖

乳糖为乳腺所产生，存在于哺乳动物的乳汁中。人乳中含 6%～7%，牛乳中含 4%～5%。纯净的乳糖是白色粉末,在水中溶解度小,微甜。

乳糖在人体小肠液中的乳糖酶催化作用下,水解生成半乳糖和葡萄糖。

$$C_{12}H_{22}O_{11}+H_2O \xrightarrow{\text{乳糖酶}} C_6H_{12}O_6+C_6H_{12}O_6$$

乳糖　　　　　　　　　　半乳糖　葡萄糖

乳糖是还原性糖。

在人体内水解生成的单糖经小肠吸收进入血液循环。各种单糖的吸收率为:半乳糖>葡萄糖>果糖。

知识拓展

解酒与保肝

乙醇是在肝脏中代谢的。蜂蜜主要是果糖和葡萄糖的混合物,蔗糖在人体内迅速水解生成葡萄糖和果糖,葡萄糖有保肝和利尿作用,果糖能加速乙醇代谢,所以蜂蜜和蔗糖均有解酒和保肝作用。

第3节　多　　糖

知识回顾

醇分子间脱水生成醚。二糖能发生水解反应,生成2分子单糖。

多糖与人类生活密切相关,人的衣、食、住、行都离不开多糖。多糖是高分子化合物,无甜味,无还原性。最重要的是淀粉、糖原和纤维素。

一、淀　　粉

淀粉是绿色植物光合作用的产物,是植物储存的养料,主要存在于植物的种子或根茎中,其中谷类含淀粉较多。大米约含淀粉80%,小麦约含70%。

淀粉是由直链淀粉和支链淀粉组成。玉米淀粉中直链淀粉占20%~30%,其余为支链淀粉。直链淀粉为200~300个葡萄糖单元连接成链,再卷曲成螺旋状,如图11-1所示。支链淀粉的相对分子质量为几十万到几百万,分子呈树枝状,每条分支的长度为20~30个葡萄糖单元,主链中每隔8~9个葡萄糖单元即有一分支,如图11-2所示。

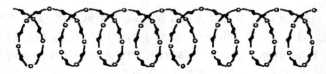

图 11-1　直链淀粉结构示意图

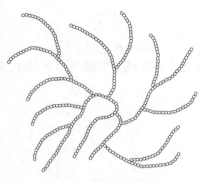

图 11-2　支链淀粉结构示意图

（一）淀粉的性质

【演示实验 11-5】 取 1 支试管,加入 4ml 20g/L 淀粉溶液,再滴入 1 滴碘溶液,振摇,观察溶液颜色的变化。(淀粉遇碘的显色反应见实验彩图 11-5)

实验结果表明,淀粉遇碘显蓝色。

淀粉为白色粉末状物质。直链淀粉能溶于热水而不成糊状,支链淀粉吸收水分后成糊状。

【演示实验 11-6】 取 1 支试管,加入 1ml 唾液,再加入 4ml 20g/L 淀粉溶液,振摇混匀后,放入 37℃ 水中温热 8min 后取出,将溶液平分于 2 试管,第 1 支中加入 1 滴碘溶液,观察有无蓝色。第 2 支中加入 1ml 0.1mol/L $CuSO_4$ 溶液和 10 滴 1mol/L NaOH 溶液,放入 80℃ 水浴中加热,观察沉淀的生成。

实验结果表明,淀粉在淀粉酶作用下发生水解,水解产物在碱性和加热条件下被 Cu^{2+} 氧化,同时生成砖红色的 Cu_2O 沉淀。

淀粉在人体消化道内的淀粉酶作用下水解生成糊精,继续水解生成麦芽糖,麦芽糖在小肠液麦芽糖酶的催化下水解为人体可吸收的葡萄糖。淀粉加硫酸催化水解生成葡萄糖。淀粉的水解过程可表示如下:

$$(C_6H_{10}O_5)_n \xrightarrow{H_2O} (C_6H_{10}O_5)_m \xrightarrow{H_2O} C_{12}H_{22}O_{11} \xrightarrow{H_2O} C_6H_{12}O_6 (n>m)$$
淀粉　　　　　　糊精　　　　麦芽糖　　　葡萄糖

（二）淀粉的用途

淀粉是重要的营养素之一,人类活动所需的能量大部分来自淀粉。淀粉也是制造麦芽糖、葡萄糖、乙醇的原料。

二、糖　原

糖原广泛存在于人和动物中,人体内大多数组织都含有糖原,肝脏和肌肉中含量最高。糖原的结构与支链淀粉相似,因此又称动物淀粉。

糖原是无定形粉末,不溶于冷水,溶于热水成透明胶体溶液。糖原水解的最终产物是葡萄糖。

糖原对维持人体血糖浓度有着重要的调节作用。当血糖浓度升高时,在胰岛素的作用下,肝脏把多余的葡萄糖转变成糖原储存起来;当血糖浓度降低时,在体内高血糖素的作用下,肝糖原就分解为葡萄糖进入血液,以保持血糖浓度正常,供组织使用。肌肉中的糖原分解为乳酸产生能量,为肌肉收缩所用。

三、纤　维　素

纤维素是构成植物细胞壁的基础物质,一切植物中均含有纤维素。纤维素是由葡萄糖单元构成的长链高分子化合物,链长为 5000~10000 个葡萄糖单元,相对分子质量为 1000000~2000000。

纤维素是白色固体,韧性强,不溶于水和有机溶剂。人体消化道内没有纤维素水解酶,人体不能消化纤维素,所以纤维素对人类无营养价值;但纤维素有刺激肠道蠕动的作用,能防止便秘和抗肠癌等,所以也是人类不可缺少的食物。蔬菜和水果中含有大量的纤维素,多吃蔬菜和水果对人类健康是有益的。

阅读材料

糖尿病患者的饮食原则

糖尿病患者由于胰岛功能减退,胰岛素分泌不足,不能在饮食后随血糖升高而增加,机体不能充分利用血糖,以致血糖浓度过高由尿排出。所以,糖尿病患者要合理地进行饮食控制。

不宜吃的糖类食物有葡萄糖、果汁、蜂蜜、白糖、红糖、冰糖、麦芽糖、奶糖、甜品和稀粥等,因为稀粥中的淀粉和蔗糖、麦芽糖、乳糖在人体内能迅速水解生成单糖,单糖吸收快,能使血糖浓度迅速升高。不宜吃易使血脂升高的动物脂肪如牛油、羊油、猪油和奶油。不宜饮酒,因为乙醇对肝脏不利,易引起血清甘油三酯含量升高。

少吃胆固醇含量高的食物,如心、肝、肾、脑和蛋黄等,因为血清胆固醇含量升高会造成糖尿病血管并发症,如冠心病等。

主食宜少量多餐,宜吃延缓血糖升高的食物,如莜麦面、荞麦面和玉米面,因为这些面食中含多种微量元素和食用纤维,有延缓血糖升高的作用。宜吃延缓血脂升高的食物,如大豆及其制品,这类食品含有丰富的蛋白质、无机盐和维生素;大豆油含不饱和脂肪酸较多,能降低血液中胆固醇及甘油三酯的含量,同时大豆油中尚含有抑制胆固醇吸收的谷固醇,但在肾功能不全时应严格限制食用。

自测题

一、选择题

1. 血糖是指血液中的（　　）
   A. 葡萄糖　　　　　　　B. 果糖
   C. 甘露糖　　　　　　　D. 半乳糖

2. 下列糖，人体不能消化的是（　　）
   A. 麦芽糖　　　　　　　B. 蔗糖
   C. 淀粉　　　　　　　　D. 纤维素

3. 人体小肠能直接吸收（　　）
   A. 单糖　　　　　　　　B. 麦芽糖
   C. 蔗糖　　　　　　　　D. 乳糖

4. 成人每天所需能量的 60%～70% 来自（　　）
   A. 糖类　　　　　　　　B. 脂肪
   C. 蛋白质　　　　　　　D. 纤维素

5. 能被唾液中所含的酶水解的物质是（　　）
   A. 蔗糖　　　　　　　　B. 脂肪
   C. 蛋白质　　　　　　　D. 淀粉

二、填空题

1. 糖类是由_____、_____、_____三种元素组成的化合物。

2. 正常人空腹血糖含量为_____。

3. 蔗糖在人体小肠液中的蔗糖酶催化作用下，水解生成_____和_____。

4. 麦芽糖在人体小肠液中的麦芽糖酶催化作用下，水解生成_____。

5. 乳糖在人体小肠液中的乳糖酶催化作用下，水解生成_____和_____。

6. 淀粉水解的最终产物是_____。

7. 葡萄糖在人体内完全氧化生成_____和_____，放出能量，供机体需要。

8. 葡萄糖在人体内氧化生成的产物葡萄糖醛酸，有_____和_____作用。

三、问答题

1. 人不能消化纤维素，为什么每天要吃些纤维素？

2. 人体血糖的去路有哪些？

（罗心贤）

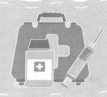

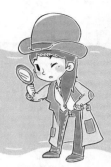

第 12 章
蛋 白 质

鱼、肉、蛋、大豆是蛋白质含量丰富的食物,在人体内水解生成 α-氨基酸,再合成人体的蛋白质或转变成其他化合物。蛋白质是生命不可缺少的物质。例如,人体的肌肉和体内起催化作用的酶是蛋白质,毛和甲的主要成分是角蛋白,运输 O_2 和 CO_2 的是血红蛋白。人体蛋白质占体重的 15% ~ 18%。

一、蛋白质的组成

知识回顾

氨基和羧基具有亲水性,乙醇、苯酚能凝固蛋白质,羧酸是弱酸。

蛋白质是一类结构极其复杂的生物大分子,种类繁多,相对分子质量由数千至数千万。各种蛋白质都含有 C、H、O、N 四种元素,多半含有 S,有的尚含有 P、Fe、Cu、Mn、Zn 或 I 等。蛋白质中 C、H、O、N 四种元素的含量分别约是 53%、7%、23%、16%,S 的含量为 0~1%。生物组织中含 1g N 相当于其中约含 6.25g 蛋白质。蛋白质水解的最终产物是 α-氨基酸,有 20 多种,见表 12-1。

表 12-1 蛋白质中的 α-氨基酸

名称	结构式	水中溶解度(%,25℃)
甘氨酸	CH₂—COOH | NH₂	24.99
丙氨酸	CH₃—CH—COOH | NH₂	16.51
缬氨酸*	CH₃—CH—CH—COOH | | CH₃ NH₂	8.85
亮氨酸*	CH₃—CH—CH₂—CH—COOH | | CH₃ NH₂	2.42
异亮氨酸*	CH₃—CH₂—CH—CH—COOH | CH₃ NH₂	4.12
甲硫氨酸*	CH₃—CH₂—CH—COOH | | SCH₃ NH₂	3.38
丝氨酸	CH₂—CH—COOH | | OH NH₂	5.02
苏氨酸*	CH₃—CH—CH—COOH | | OH NH₂	1.59
半胱氨酸	CH₂—CH—COOH | | SH NH₂	28.0

名称	结构式	水中溶解度(%,25℃)
苯丙氨酸*	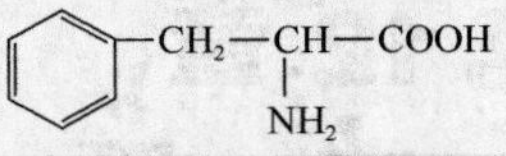 $CH_2-CH-COOH$ ┃ NH_2 (苯环)	2.96
酪氨酸	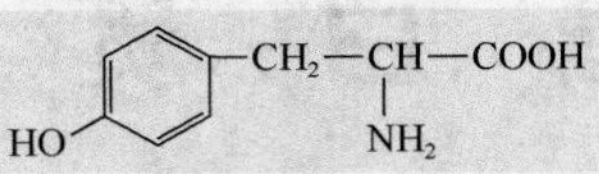 HO—(苯环)—$CH_2-CH-COOH$ ┃ NH_2	0.045
色氨酸*	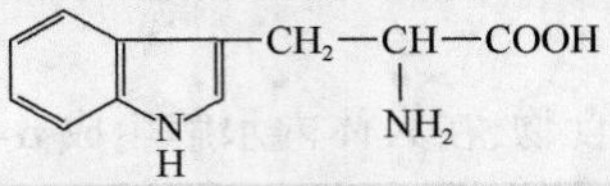 (吲哚环)$-CH_2-CH-COOH$ ┃ NH_2	1.13
脯氨酸	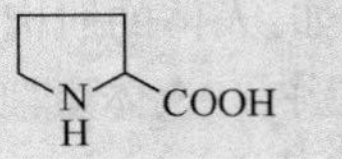 (吡咯环)$-COOH$	62.30
门冬酰胺	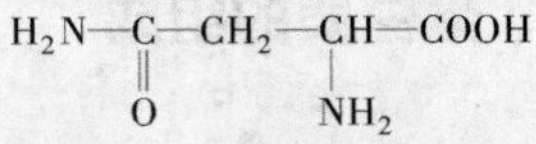 $H_2N-\underset{O}{\overset{\|}{C}}-CH_2-CH-COOH$ ┃ NH_2	2.50
谷氨酰胺	$H_2N-\underset{O}{\overset{\|}{C}}-CH_2-CH_2-CH-COOH$ ┃ NH_2	3.6
门冬氨酸	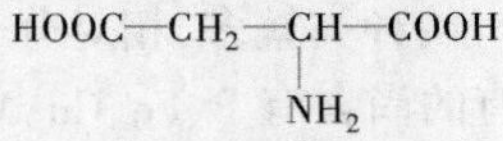 $HOOC-CH_2-CH-COOH$ ┃ NH_2	0.05
谷氨酸	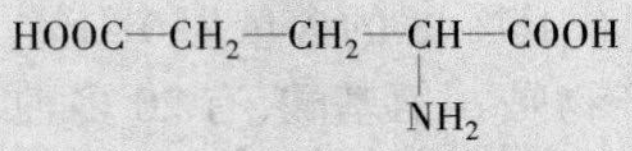 $HOOC-CH_2-CH_2-CH-COOH$ ┃ NH_2	0.84
组氨酸	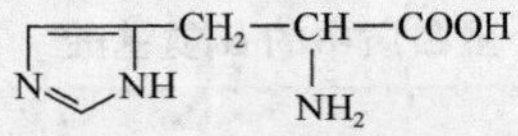 (咪唑环)$-CH_2-CH-COOH$ ┃ NH_2	4.29
精氨酸	$H_2N-\underset{NH}{\overset{\|}{C}}-NH(CH_2)_3-CH-COOH$ ┃ NH_2	易溶
赖氨酸*	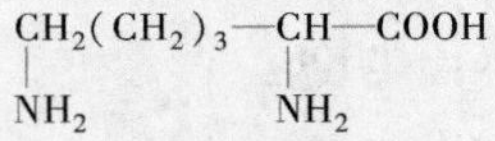 $CH_2(CH_2)_3-COOH$ ┃ ┃ NH_2 NH_2	易溶

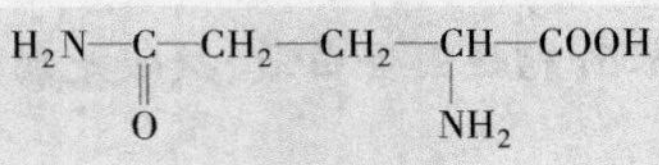

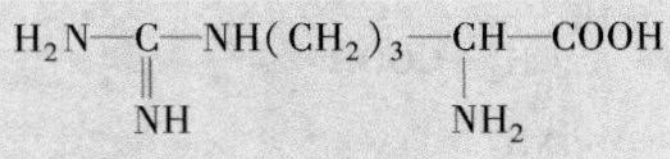

注:"*"为必需氨基酸。婴儿必需氨基酸还包括组氨酸。

　　人体合成蛋白质是以氨基酸为原料,合成蛋白质首先要合成氨基酸,组成蛋白质的20多种氨基酸中有8种人体不能自身合成而营养上又不可缺少,需要由食物蛋白质供给,这类氨基酸称为必需氨基酸。例如,平衡型氨基酸制剂复方氨基酸注射液(18AA)含有合成人体蛋白质所需的18种氨基酸。

　　问题 12-1:成人必需氨基酸是哪几种?

知识拓展

复方氨基酸注射液(18AA)

【成分】　本品由18种氨基酸和亚硫酸氢钠、山梨醇组成,有5%和12%两种浓度。

氨基酸	5%(g/1000ml)	12%(g/1000ml)
L-苯丙氨酸*	5.33	12.80
L-甲硫氨酸*	2.25	5.40
L-赖氨酸盐酸盐*	4.30	10.32
L-亮氨酸*	4.90	11.76
L-色氨酸*	0.90	2.16
L-苏氨酸*	2.50	6.00

知识拓展

L-缬氨酸*	3.60	8.64
L-异亮氨酸*	3.52	8.45
L-组氨酸盐酸盐	2.50	6.00
L-丙氨酸	2.00	4.80
L-脯氨酸	1.00	2.40
L-谷氨酸	0.75	1.80
L-胱氨酸	0.10	0.24
L-精氨酸盐酸盐	5.00	12.00
L-酪氨酸	0.25	0.60
L-门冬氨酸	2.50	6.00
L-丝氨酸	1.00	2.40
甘氨酸	7.60	18.24
亚硫酸氢钠	0.5	0.5
山梨醇	50.00	50.00

【性状】 本品为无色或几乎无色的澄明液体。

【药理毒理】 氨基酸输液在能量供给充足的情况下可进入组织细胞,参与蛋白质的合成代谢,获得正氮平衡,并生成酶类、激素、抗体、结构蛋白等,促进组织愈合,恢复正常生理功能。

【体内过程】 人体的组织蛋白一方面分解成氨基酸,另一方面人体又从氨基酸合成组织蛋白,是连续的分解和合成过程,保持动态平衡,氨基酸转换十分迅速频繁。氨基酸在体内脱氨后生成氨和酮酸。氨与二氧化碳反应生成尿素,经肾脏排出。酮酸能供应能量,生成水及二氧化碳排出,也可转变为糖或脂肪。

【适应证】 本品为氨基酸类静脉营养药。用于蛋白质摄入不足、吸收障碍等氨基酸不能满足机体代谢需要的患者,也用于改善手术后患者的营养状况。

二、蛋白质的结构

【演示实验 12-1】 取 1 支试管,加入 4ml 蛋白质溶液,再加入 1ml 1mol/L NaOH 溶液和 5 滴 0.1mol/L $CuSO_4$ 溶液,振摇,观察溶液颜色的变化。(蛋白质与碱性 $CuSO_4$ 的显色反应见实验彩图 12-1)

实验结果表明,蛋白质与碱性 $CuSO_4$ 溶液作用显紫红色,显示蛋白质分子中含有肽键(—CO—NH—)结构。

一个氨基酸的羧基和另一个氨基酸的氨基可以脱水缩合成肽。例如:

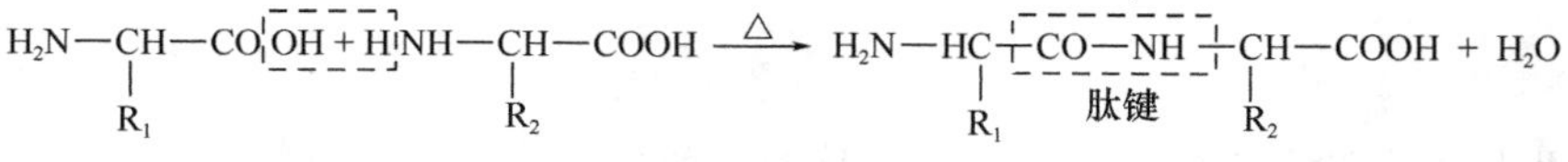

$$H_2N-CH-CO\boxed{OH + H}NH-CH-COOH \xrightarrow{\triangle} H_2N-HC\boxed{-CO-NH}CH-COOH + H_2O$$

2 分子的氨基酸脱水生成二肽。二肽分子中还存在自由氨基和自由羧基,还可以继续与另一个氨基酸分子缩合成三肽。许多氨基酸分子用此方式相结合形成多肽,多肽链中 α-氨基酸残基以肽键连接。

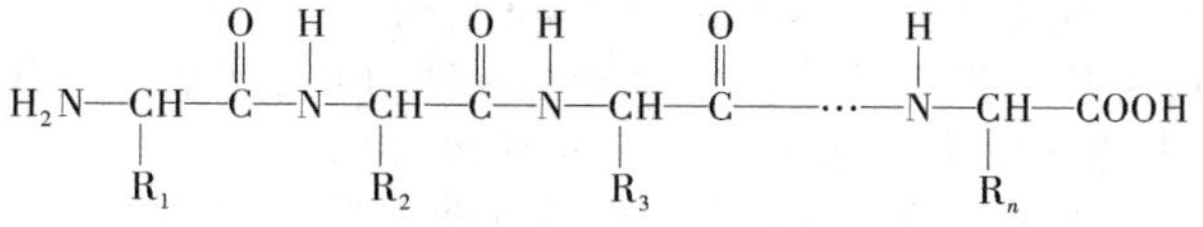

$$H_2N-CH-\overset{O}{C}-\overset{H}{N}-CH-\overset{O}{C}-\overset{H}{N}-CH-\overset{O}{C}\cdots\overset{H}{N}-CH-COOH$$

多肽链

生物体利用氨基酸合成肽链是通过一系列复杂过程完成的。多肽链是蛋白质的基本结构,在蛋白质分子中,多肽链折叠、盘绕成复杂的空间结构。

问题 12-2：多肽链中 α-氨基酸残基主要以什么方式连接？

三、蛋白质的性质和用途

有的蛋白质能溶于水，如血液中的血红蛋白、血清球蛋白、鸡蛋白；有的不溶于水，如指甲、毛、胶原蛋白、腱和韧带中的弹性蛋白等。

（一）蛋白质的胶体性质

蛋白质是生物大分子，分子中自由的氨基和羧基具有亲水性，因此蛋白质在水中形成胶性溶液，不能透过半透膜。血浆蛋白质颗粒不能通过毛细血管壁进行扩散，对维持血管内外水的平衡有重要意义。

（二）蛋白质的变性作用

【演示实验 12-2】 取 1 支试管，加入 4ml 蛋白质溶液，再加入 2ml 3mol/L H_2SO_4 溶液，摇匀后静置 10min，观察蛋白质的沉淀情况。

实验结果表明，H_2SO_4 能沉淀蛋白质。

【演示实验 12-3】 取 4 支试管，各加入 4ml 蛋白质溶液，第 1 支试管中加入 5 滴 0.1mol/L $AgNO_3$ 溶液；第 2 支试管中加入 2ml 饱和苯酚溶液；第 3 支试管中加入 2ml 无水乙醇，振摇；第 4 支试管作为对照。观察蛋白质的沉淀析出。（硝酸银使蛋白质沉淀变性见实验彩图 12-3）

实验结果表明，$AgNO_3$ 能沉淀蛋白质，乙醇、苯酚能凝固蛋白质。

蛋白质在某些物理因素（紫外线、X 射线、超声波、加热、高压等）和化学因素（强酸、强碱、重金属盐、乙醇、苯酚等）的作用下，分子的结构发生改变，使其理化性质和生物活性发生改变，这种作用称为**蛋白质的变性作用**。变性的蛋白质分子互相凝聚为固体的现象称为**凝固**。例如，加热能使蛋白质变性和凝固，其多肽链松弛伸展，溶解度降低，易被蛋白酶催化水解。加酸可使蛋白质溶解度降低而沉淀，75% 的消毒酒精、苯酚能使细菌蛋白质脱水凝固。重金属离子与蛋白质结合成蛋白质盐沉淀。重金属盐中毒时，给患者口服乳品或鸡蛋清后呕吐，有解毒作用。

问题 12-3：口服熟鸡蛋对重金属盐中毒有解毒作用吗？

（三）蛋白质的水解

人们从食物摄取的蛋白质在胃蛋白酶的催化下水解生成初级消化蛋白，胰蛋白酶催化水解蛋白质及初级消化蛋白生成低分子多肽及微量氨基酸，低分子多肽在氨肽酶、羧肽酶和二肽酶催化下水解生成 α-氨基酸，氨基酸被小肠黏膜吸收后进入血液。蛋白质的水解过程可简单表示如下：

蛋白质→初级消化蛋白→低分子多肽→二肽→α-氨基酸

问题 12-4：蛋白质水解生成 α-氨基酸，需要哪些酶？

知识拓展

阿　胶

阿胶为马科动物驴的皮去毛后经煎煮、浓缩制成的固体胶，又名驴皮胶。药材呈长方形块状，大小不等；表面为棕黑色或乌黑色，有光泽，质脆易碎；气微，味微甜。

阿胶主要由胶原组成，部分水解生成明胶、蛋白质以及多种氨基酸，如赖氨酸、精氨酸、组氨酸、甘氨酸和胱氨酸等，此外尚含钙、硫等。

由动物试验证明，阿胶能改善动物体内钙平衡，并能使血清钙略增。本品有加速血液中红细胞和血红蛋白生长的作用，其作用强于铁剂。实验研究表明，阿胶有显著增强机体免疫功能的作用，对年老体弱、久病体虚、易患感冒者有很好的治疗和预防效果。

阿胶用于中老年妇女（尤其是血虚患者）作为滋补营养药。阿胶也用于肺结核咯血、功能性子宫出血、上消化道出血、尿血便血、月经不调、神经衰弱、失眠等。其复方用于血小板减少紫癜、再生障碍性贫血、白细胞减少、各种出血症等。

阅读材料

肠外营养药

肠外营养药是用完全的营养要素由胃肠外途径输入到血液为患者提供营养成分,包括电解质平衡调节药、氨基酸制剂类、葡萄糖注射液、脂肪乳注射液、多种微量元素注射液和维生素制剂,使不能正常进食或超高代谢及危重患者仍能维持一般营养状态。氨基酸制剂类包括注射用水解蛋白、平衡型氨基酸制剂、疾病适应型氨基酸制剂。注射用水解蛋白用于手术严重创伤、大面积烧伤引起的严重氨基酸缺乏,以及各种疾病引起的低蛋白血症。平衡型氨基酸制剂提供 8 种人体必需氨基酸和其他非必需氨基酸。疾病适应型氨基酸制剂包括用于肾病的氨基酸制剂、用于肝病的氨基酸制剂和用于创伤(应激)的氨基酸制剂。

自 测 题

一、选择题

1. 蛋白质水解的最终产物是( )
   A. α-氨基酸　　　　B. β-氨基酸
   C. γ-氨基酸　　　　D. δ-氨基酸

2. 乙醇具有消毒作用,是因为乙醇( )
   A. 能使细菌蛋白质脱水变性、溶解脂质细胞膜
   B. 能溶解蛋白质
   C. 能分解蛋白质成氨基酸
   D. 能与蛋白质结合,使细菌失去活性

3. 重金属盐中毒的急救措施是给患者服用( )
   A. 乙醇　　　　　　B. 葡萄糖注射液
   C. 生理盐水　　　　D. 牛奶

4. 脲是蛋白质代谢的产物,成人每天可随尿排出约 30g 脲(含 N14g),约相当于多少 g 蛋白质代谢? 已知 1g N 约相当于 6.25g 蛋白质。( )
   A. 30g　　　　　　B. 60g
   C. 87.5g　　　　　D. 120g

5. 蛋白质与碱性 $CuSO_4$ 溶液作用显紫红色,显示蛋白质分子中含有( )
   A. 肽键　　　　　　B. 氨基
   C. 羧基　　　　　　D. 羟基

6. 100g 下列食物,提供必需氨基酸最多的是( )
   A. 大米　　　　　　B. 面粉
   C. 干大豆　　　　　D. 干玉米

二、填空题

1. 组成蛋白质的主要元素是_____、_____、_____、_____。

2. 各种蛋白质的氮含量皆接近_____。

3. 成人必需氨基酸有_____种。

4. 人体内 α-氨基酸主要吸收途径是_____。

三、写出下列化合物的名称

1. $CH_3—CH—COOH$
        $|$
        NH_2

2. $CH_2—CH—COOH$
        $|$ $|$
       SH NH_2

(罗心贤)

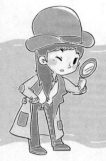
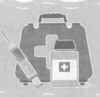

化学实验基础知识

　　化学是一门以实验为基础的自然科学。学生们通过实验不但可以亲眼看见大量生动、有趣的化学现象,验证和加深对所学知识的理解;还可以培养和提高自己的观察、动手、分析问题的能力,实事求是的科学态度,严谨治学和互相协作的工作作风。因此,学生化学实验是化学课的重要组成部分。

　　在进行实验时,为确保实验安全和实验效果,必须遵守化学实验规则、化学实验室安全规则和使用试剂规则,注意化学实验室意外事故的预防及一般处理方法,认识化学实验室中的常用仪器,了解化学试剂存放的基本知识。

一、化学实验室规则

(一) 化学实验规则

　　(1) 实验前应认真预习实验教材和复习课文的有关内容,明确实验目标,弄清实验步骤、操作方法、有关原理和注意事项。

　　(2) 进入实验室应按实验要求着装,不能携带与实验无关的物品。

　　(3) 实验开始前要检查实验用品是否齐全,若有缺少,应报告教师。

　　(4) 实验过程中要严格按照教材所规定的步骤、试剂的规格和用量进行实验。学生若有新的见解或建议,要改变实验步骤和试剂规格及用量时,须征得教师同意后,才可改变。

　　(5) 要保持实验室的安静,自觉地遵守纪律。做实验时精力要集中,操作要认真,观察要细致,并要积极地进行思考。对实验的内容、观察到的现象和得出的结论等都要如实地随时做好记录。

　　(6) 听从教师指导,注意实验安全,严格遵守操作规程和实验室安全规则。谨慎、妥善地处理腐蚀性药品和易燃有毒物质。实验进行时不得擅自离开操作岗位。

　　(7) 要爱护公物和仪器设备,注意节约试剂和水电。实验室的一切物品不得携出室外。若有仪器损坏,要报告教师,办理登记换领手续。

　　(8) 实验过程中要保持实验台面和地面的整洁。做完实验后,要把仪器洗刷干净,放回原处,整理好药品和实验台。废纸、火柴梗和废液等应放入废物桶内,严禁倒入水槽或随地乱扔。

　　(9) 实验完毕,打扫实验室卫生,经检查合格后才可离开实验室。

　　(10) 做完实验后,要根据实验教材的要求,认真写出实验报告。

(二) 化学实验室安全规则

　　(1) 使用电器设备要注意检查电源导线,电源插头随用随插,用毕及时切断电源。

　　(2) 易燃、易爆试剂不得靠近火焰及高温物体,以免引起事故。

　　(3) 使用强酸、强碱或剧毒药品时应特别小心,防止其溅入眼内或溅在皮肤、衣服和学习用具上。

　　(4) 装有液体的试管加热时,试管口不得对着人,以免被溅出的液体伤害。

　　(5) 凡做有毒气体或有强烈异味物质的实验,均应在通风橱内进行。

　　(6) 不允许任意混合各种化学试剂,也不得将任何试剂带出实验室,以免发生意外事故。

　　(7) 严禁品尝化学试剂的味道,需要闻气体的气味时,可用手扇动气体入鼻,不能直接对着瓶口嗅闻。

（8）实验室内严禁饮食、吸烟。实验完毕,应洗净双手。离开实验室前要检查水、电、门窗是否关闭。

（三）使用试剂规则

（1）取试剂时应看清瓶签上的名称与浓度,切勿拿错。试剂不得与手接触。

（2）对共用试剂,未经允许不得挪离原位置。

（3）试剂应按规定量取用。若未规定用量,应注意节约。取出的试剂未用完时不得倒回原瓶,应倒入教师指定的容器中。

（4）取用固体试剂应使用干净药匙。用过的药匙须洗净后才可再次使用。试剂用后应立即盖好瓶盖,以免盖错。

（5）取用液体试剂应使用滴管或吸管。滴管应保持垂直,不可倒立,防止试剂接触橡皮帽而污染试剂,用完后立即插回原瓶。滴管不得触及所使用的容器壁。同一吸管在未洗净时不得在不同的试剂瓶中吸取试液。

（6）要求回收的试剂应放入指定的回收容器中。

二、化学实验室意外事故的预防与处理

（一）化学实验室常见意外事故的预防措施

（1）眼睛的保护:实验中应该防止眼睛受到刺激性气体的熏染,防止任何化学试剂及玻璃屑等异物进入眼内。

（2）皮肤的保护:禁止用手直接拿取任何化学试剂。取用腐蚀性强、剧毒试剂,必须佩戴橡胶手套,完成实验后马上清洗用具和仪器,随即用肥皂洗手。

（3）呼吸道的保护:尽量避免吸入任何化学试剂的蒸气。处理具有刺激性气味、具有异味及有毒气体类的化学试剂(如浓硝酸、浓盐酸、乙炔等)时,必须在通风橱中操作。

（4）口腔的保护:用移液管移取化学试剂时应用洗耳球吸取,严禁用口吸取。

（二）化学实验室常见意外事故的处理

1. 不慎起火　如果因乙醇、汽油、苯等引起着火,切勿用水灭火,根据不同的火情,可采用沙土、湿布覆盖或用灭火器进行灭火。起火点附近有电源的,要及时切断电源。火势较大时,要及时呼叫119;若遇电器设备着火,应立即切断电源,用二氧化碳或四氯化碳灭火器灭火,不可用水或泡沫灭火器。

2. 割伤、烫伤和烧伤　一般割伤,应取出伤口内异物,保持伤口干净,用酒精棉清除伤口周围的污物,涂上外伤膏或消炎粉。若严重割伤,可在伤口处用纱布扎紧,减慢流血,并立即送医院。一般烫伤和烧伤,不要弄破水泡,可在伤口处轻涂95%乙醇(体积分数)、凡士林油或烫伤膏。

3. 化学试剂致伤

（1）强酸、强碱腐蚀:如果少量强酸液沾到皮肤上,立即用水冲洗,再用20g/L碳酸氢钠溶液冲洗。如果强碱液沾到皮肤上,立即用水冲洗,再用20g/L乙酸冲洗。

（2）溴灼伤:如果溴滴到皮肤上,可立即用水冲洗,也可先用甘油除去溴,然后用水冲洗。

（3）酚灼伤:如果酚沾到皮肤上,可先用乙醇冲洗干净,然后用饱和硫酸钠溶液湿敷。

三、化学试剂存放的基本知识

（一）存放原则

（1）化学试剂存放要依据物质自身的物理性质和化学性质,降低或杜绝物质变性、防止自然损耗,保证安全、方便试剂取用。

（2）挥发性酸或碱不能跟其他试剂混放,以免引起其他试剂变质。

（3）化学实验室应储备一定量的化学试剂。大量的备用原装试剂存放在储藏室内。实验准备室

和学生实验室只存放小部分药品或已配制的各种浓度溶液。

（二）一般试剂的分类和排列

存放在试剂柜中或试剂架上的试剂要按一定的规律分类,有次序地放在固定的位置上,为查找和取用提供方便。无机化学试剂和有机化学试剂要分开存放,并根据各自的组成和性质分类存放。特殊试剂,如检测试剂、指示剂等,可以按用途归类存放。

（1）无机试剂一般按单质、氧化物、酸、碱和盐分类。其中,金属单质可依照金属活动性顺序排列;盐类先根据其阴离子所属元素族(如碳族、氮族、氧族、卤族等)分类,然后依照金属活动性顺序(盐的阳离子)排列存放。

（2）有机试剂(除危险品外)可根据物质组成特点和性质按如下顺序存放:烃类(链烃及芳香烃)、烃的衍生物(卤代烃、醇、酚、醚、醛、酮、羧酸及其盐类、酯)、糖类、含氮有机化合物、高分子化合物。

（三）易变质试剂的保存

有些化学试剂在储存时常因保管不妥善而变质。有些试剂容易吸湿而潮解或水解;有的容易跟空气里的氧气、二氧化碳或扩散在空气中的其他气体发生反应;还有一些试剂受光照和环境温度的影响会变质。因此,必须根据试剂的不同性质,分别采取相应的措施妥善保存。

（1）密封保存:试剂取用后一般都用塞子盖紧,特别是挥发性物质(如硝酸、盐酸、氨水)以及很多低沸点有机化合物(如苯、乙醚、丙酮、甲醛、乙醛等)必须严密盖紧。活泼的金属钾、钠要保存在液体石蜡或煤油中。

（2）用棕色瓶盛放或存放在阴凉处:光照或受热容易变质的试剂(如浓硝酸、硝酸银、氯化汞、碘化钾、过氧化氢、溴水及氯水)要存放在棕色瓶里,并放在阴凉处,防止氧化、分解。

（四）危险品、剧毒品的保存

（1）具有爆炸、燃烧、毒害、腐蚀和放射性等危险性的物质,以及受到外界因素影响能引起灾害事故的化学药品都属于化学危险品。这些试剂要储藏在专门的储藏室里。腐蚀性强的试剂要设有专门的存放橱。

（2）剧毒品必须存放在保险橱中,加锁保管。取用时要有 2 人以上共同操作,并记录用途、用量及处理情况,随用随取,严格管理。

四、化学实验室常用仪器简介

名称	一般用途	使用注意事项
试管	①盛少量试剂 ②用作少量固体、液体物质的反应容器 ③制取或收集少量气体	①可直接在火焰上加热。加热前擦干试管外壁,用试管夹(或铁夹)夹住 ②加热固体试剂(易熔化的除外),管口稍向下倾斜,先使试管均匀受热,再在固定部位加热 ③反应液的体积一般不超过试管容积的 1/2,加热液体时,管口要向上倾斜,保持与水平面成约 45° 角,所盛液体体积不超过试管容积的 1/3 ④振荡试管时,应使试管下部左右摆动 ⑤加热完毕应将试管放在试管架上
试管夹	加热试管时夹试管用	①加热时,夹住距离管口约 1/3 处 ②防烧损 ③手握试管夹的长把柄,不要把拇指按在试管夹的活动部分 ④一定要从试管底部套上或取下试管夹

名称	一般用途	使用注意事项
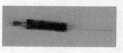 试管刷	洗涤试管等一般玻璃仪器	小心试管刷顶端的铁丝撞破试管底
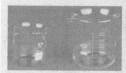 烧杯	①溶解物质 ②接收滤液 ③常温或加热条件下进行较大量物质反应的容器 ④可代替水槽或作为简易水浴用器	①不可直接用火加热,需垫上石棉网,加热前揩干烧杯底部的水滴 ②用玻璃棒搅拌杯内物质时要轻轻搅动,避免损坏烧杯 ③加热时,盛放液体的体积不能超过烧杯容积的2/3
 烧瓶	①进行试剂量较大的加热反应 ②装配气体发生装置	①加热时需垫石棉网,并固定在铁架台上 ②防止骤冷,以免引起容器破裂
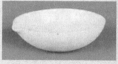 蒸发皿	①用于溶液的蒸发、浓缩、结晶 ②焙干物质	①盛液量不得超过容积的1/3 ②置于铁圈或有泥三角的铁三脚架上直接加热 ③加热过程中应不断搅拌以促使溶剂蒸发;临近蒸干时,降低温度或停止加热,利用余热蒸干 ④不宜骤冷
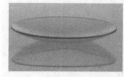 表面皿	①主要用于覆盖烧杯、漏斗等器皿 ②用作称量固体试剂的容器 ③用作点滴反应的器皿或气室	①不能直接用火加热 ②不能当蒸发皿使用
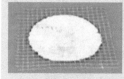 石棉网	玻璃仪器或蒸发皿加热时使容器均匀受热	①根据需要,选用适当大小的石棉网 ②不能与水接触,以免石棉脱落和铁丝锈蚀 ③不可卷折
 酒精灯	①常用热源之一 ②进行焰色反应	①用前应检查灯芯和乙醇量(不少于容积的1/3,应通过小漏斗添加乙醇,但不超过容积的2/3) ②用火柴点火,禁用燃着的酒精灯去点另一盏酒精灯 ③不用时应立即用灯帽盖灭

名称	一般用途	使用注意事项
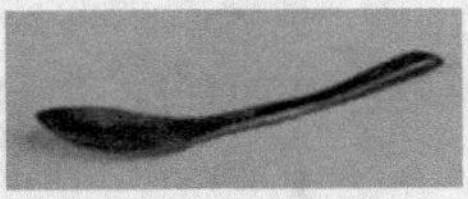 药匙	取用少量固体试剂	①保持干燥、清洁 ②取完一种试剂后,应洗净干燥后再使用
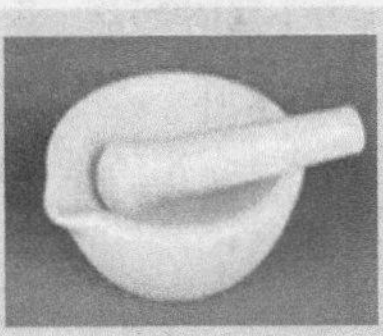 研钵	①研细固体物质 ②混匀固体物质	①不能加热或用作反应容器 ②只能研磨、压碎物质,勿敲击或捣碎物质 ③盛放固体物质的量不宜超过研钵容积的 1/3 ④不能将易燃、易爆物质混合研磨
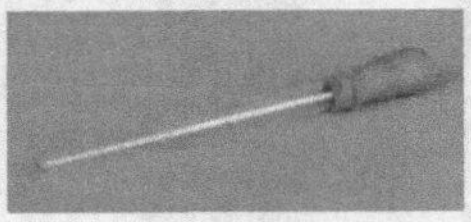 滴管	①吸取或滴加少量液体 ②吸取沉淀上清液	①滴加试剂时,滴管口要垂直向下,不要接触容器壁 ②保持滴管清洁,勿将干净滴管放在桌面上
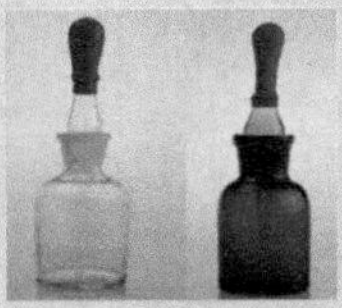 滴瓶	盛液体试剂(棕色滴瓶可盛见光不稳定试剂)	①滴管与滴瓶配套,用后立即将滴管插入原滴瓶 ②不能长时间存放强碱液,以免滴管与瓶颈黏结 ③用滴管吸液时不能吸得太满,也不能倒置 ④宜用棕色瓶盛放见光易分解或不稳定的试剂
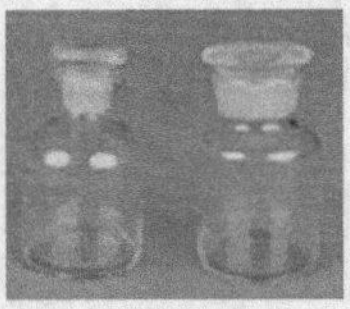 试剂瓶	①广口试剂瓶用于存放固体试剂 ②细口试剂瓶用于存放液体试剂 ③不带磨口塞子的广口瓶可用作集气瓶	①不能用火加热 ②瓶塞不要互换,不要弄脏 ③不能用作反应容器 ④盛放碱溶液时应使用橡胶塞 ⑤不用时应洗净并在磨口塞与瓶颈间垫上纸条
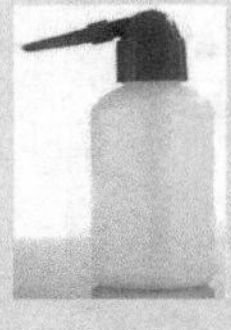 洗瓶	①盛装蒸馏水 ②用蒸馏水洗涤烧杯、量筒等内壁	①盖紧上盖,保证气密性 ②挤压瓶体时用力不可过猛 ③尖嘴处不可接触器皿
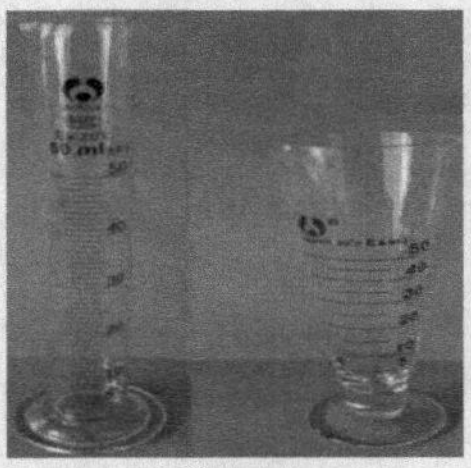 量筒、量杯	用于粗略地量取一定体积的液体	①不能加热,不能用作反应容器 ②不能量取热的液体 ③应该竖直放置或持直,读数时视线应与量筒内液体凹液面的最低处保持水平

续表

名称	一般用途	使用注意事项
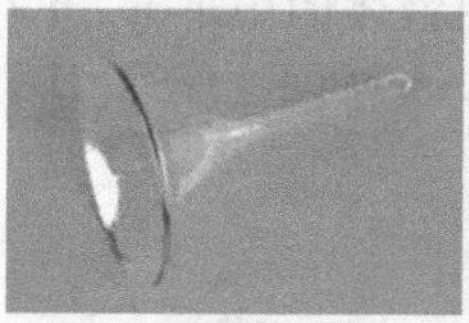 漏斗	用于过滤操作和向小口径容器内倾注液体	①过滤前应洗净漏斗 ②漏斗不能用火直接加热 ③过滤时,漏斗应固定在漏斗架或铁架台的铁圈上 ④用滤纸过滤时,滤纸要紧贴漏斗内壁,滤纸边缘低于漏斗边缘,液体面低于滤纸边缘,杯靠棒、棒靠滤纸,漏斗管口靠杯内壁(即一贴、二低、三靠紧)
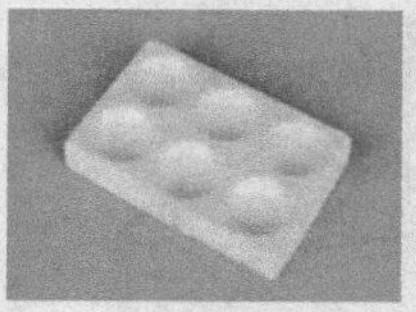 点滴板	用于产生颜色或生成有色沉淀的点滴反应	①点滴板有白色和黑色两种 ②有色沉淀或溶液颜色有改变的用白色点滴板 ③有白色沉淀的用黑色点滴板 ④试剂常用量为 1~2 滴
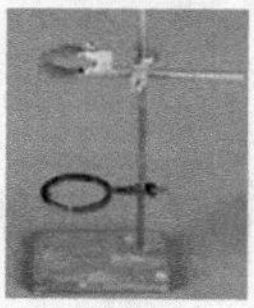 铁架台	①固定反应容器 ②铁圈可代替漏斗架用于过滤	①先要调节好铁圈、铁夹的距离和高度 ②用铁夹夹持容器不宜过紧,以能转动而又掉不下来为度 ③铁架台重心要稳

五、化学实验基本技能

(一) 玻璃仪器的洗涤和干燥

1. 洗涤　为了保证实验结果的准确,实验所用的玻璃仪器都必须是洁净的,有些实验还要求玻璃仪器是干燥的。应根据实验要求、污物性质和污染程度选用适当洗涤方法和干燥方法。

(1) 用水刷洗:一般的玻璃仪器可先用自来水冲洗,再用试管刷刷洗。刷洗时,将试管刷在器皿里转动或上下移动,然后再用自来水冲洗几次,最后用少量蒸馏水淋洗一两次。此方法可洗去器皿上的可溶物,但往往洗不去油污和有机物质。

(2) 用去污粉(或洗衣粉)洗:先把器皿用水润湿,然后用试管刷蘸少量去污粉刷洗,再依次用自来水、蒸馏水冲洗,此法适宜洗涤油污。

(3) 用铬酸洗液洗:如果仪器污染严重,可用铬酸洗液洗涤。洗液有强烈的腐蚀性,使用时要注意安全,防止溅到皮肤或衣服上。

把洗涤过的仪器倒置,如果观察内壁附有一层均匀的水膜,证明已洗干净;如果挂有水珠,表明仍有残存油污,还要洗涤。

2. 干燥

(1) 晾干:不急用的仪器可放置于干燥处,任其自然晾干。

(2) 烘干:把仪器内的水倒尽后放进电烘箱内烘干。

(3) 烤干:急用的烧杯、蒸发皿可置于石棉网上用小火烤干;试管可直接烤干,但要从底部加热,试管口向下,以免水珠倒流炸裂试管。不断来回移动试管,不见水珠后,将试管口向上赶尽水汽。

(4) 吹干:带有刻度的计量仪器,不能用加热的方法进行干燥,而应在洗净的仪器中加入少量易挥发的有机溶剂(乙醇或乙醇与丙酮按体积比 1:1 的混合物),用电吹风吹干,若不急用可晾干。

(二) 加热

1. 固体物质的加热　如实验图 1 所示,固体物质的加热应使用干燥的大试管,试管夹夹在距管口约管长的 1/3 处,先均匀加热,后集中加热固体部位,应使试管口略向下倾斜。

2. **液体物质的加热** 如实验图 2(a)所示,试管外部要干燥。试管内所盛液体量不超过试管容积的 1/3。试管与桌面的夹角约为 45°。加热时先使之均匀受热,然后小心地加热液体的中下部,并不时地上下移动。给烧杯、烧瓶里的液体加热时,底部必须垫上石棉网,如实验图 2(b)所示。

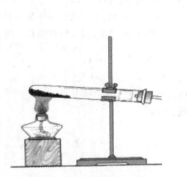
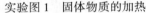
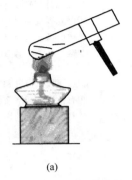
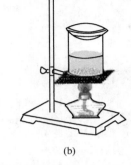

(a) (b)

实验图 1　固体物质的加热　　　　实验图 2　液体物质的加热

(三) 试剂的取用

1. **固体试剂的取用** 要用洁净、干燥的药匙取试剂。注意不要多取,多取的药品不能倒回原试剂瓶中。

往试管(特别是湿试管)中加入固体试剂时,可用药匙或纸条将药品伸进平放的试管中约 2/3 处,然后直立试管,使试剂滑向试管底部。

2. **固体试剂的称取** 一般情况下,固体试剂的称取使用托盘天平(实验图 3)或电子秤(实验图 4),可以准确称取到 0.1g。

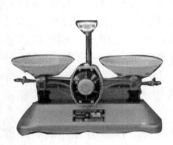
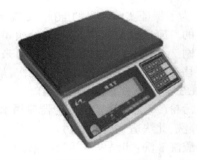

实验图 3　托盘天平　　　　　　实验图 4　电子秤

托盘天平的使用步骤如下:

(1) 调零点:在称量前,先检查天平的指针是否停在刻度盘上的中间位置,若不在中间可调节天平下面的螺旋钮,使指针指在中间的零点。

(2) 称量:左盘放物品,右盘放砝码。如果要称量一定质量的药品,则先在右盘加够砝码,然后在左盘加减药品,使天平平衡;如果称量某药品的质量,则先将药品放在左盘,然后在右盘加减砝码,使天平至平衡为止。有些托盘天平附有游码及刻度尺,称少量药品可用游码,游码标度尺上每一大格表示 1g。

称量时不可将药品直接放在天平盘上,可在两盘放等量的纸片或用已称过质量的小烧杯盛放药品。

(3) 称量后,把砝码放回砝码盒中,并将天平两盘重叠在一起,以免天平摆动磨损刀口。

3. 液体试剂的量取

（1）液体的估量：用滴管取用液体试剂时，一般滴管滴出 20~25 滴约为 1ml。

（2）量筒量取：量筒是常用的有刻度的量器，用于较粗略地量取一定体积的液体，可根据需要选用不同容积的量筒，可准确到 0.1ml。量取液体时，应使视线与量筒内液体凹液面最低部处于同一水平，凹液面所切的刻度为所取溶液的体积。若视线偏高或偏低都会造成误差（实验图 5）。量筒不得加热，也不可用作反应容器。向量筒或试管中倒入液体的方法如实验图 6 所示。倾倒完毕，将试剂瓶口在容器口轻轻碰一下再竖起，使残留液滴流入容器。

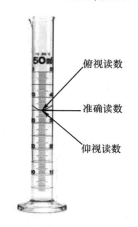
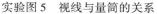
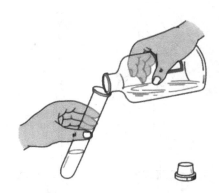

实验图 5　视线与量筒的关系　　　　实验图 6　倒入液体的方法

（3）移液管移取：精确移取一定体积的溶液时，应使用相应体积的移液管。移液管分为腹式移液管［实验图 7（a）］和刻度移液管（或称吸量管）［实验图 7（b）］两种。腹式移液管是一根中间有一膨大部分的细长玻璃管，用于量取固定体积的液体，其下端为尖嘴状，上端管颈处刻有一条标线，是所移取的准确体积的标志。常用的移液管有 5ml、10ml、25ml、和 50ml 等规格。刻度移液管是具有刻度的直形玻璃管。用一支管可量取不同体积的液体，常用的吸量管有 1ml、2ml、5ml 和 10ml 等规格。移液管和吸量管所移取的体积通常可准确到 0.01ml。

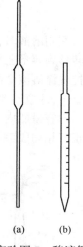

使用移液管前，应先用自来水冲洗，然后用蒸馏水洗，最后用欲移取的溶液涮洗管壁两三次，以确保所移取溶液的浓度不变。如实验图 8 所示，吸取和转移液体时，用右手的拇指和中指捏住移液管的上端，将管的下口插入欲吸取的溶液 10~20mm 处（太浅会产生吸空，把溶液吸到洗耳球内弄脏溶液，太深又会在管外黏附过多溶液）。左手压扁洗耳球，再将球的尖嘴接在移液管上口，慢慢松开压扁的洗耳球，使溶液吸入管内至刻度以上，立即用右手的食指按住管口。将移液管向上提升离开液面，管的末端仍靠在盛溶液器皿的内壁上，管身保持直立，略微放松食指（有时可微微转动吸管）使管内溶液慢慢从下口流出，直至

(a)　　(b)

实验图 7　移液管

溶液的弯月面底部与标线相切为止，立即用食指压紧管口。将尖端的液滴靠壁去掉，移出移液管，插入承接溶液的器皿中。承接溶液的器皿若是锥形瓶，应使锥形瓶倾斜约 30°，移液管直立，管嘴紧靠锥形瓶内壁，稍松开食指，让溶液沿瓶壁慢慢流下，待溶液流尽后停留 15s，再拿出移液管，以便使附着在管壁的部分溶液流出。如果移液管未标明"吹"字，则残留在管尖末端内的溶液不可吹出，因为移液管所标定的量出容积中并未包括这部分残留溶液。

用毕立即将移液管冲洗干净,放在专用架子上晾干。

4. 容量瓶的使用　容量瓶(实验图9)主要用于准确地配制一定精确浓度的溶液。瓶颈上刻有标线,当瓶内液体在所指定温度下达到标线处时,其体积即为瓶上所注明的容积数。常用的容量瓶有50ml、100ml、250ml、500ml 等多种规格。使用容量瓶配制溶液的方法是:

容量瓶在使用前先检查瓶塞处是否漏水。具体操作方法是:在容量瓶内装入一定量水,塞紧瓶塞,用右手食指摁住瓶塞,另一只手五指托住容量瓶底,将其倒立(瓶口朝下),观察容量瓶是否漏水。若不漏水,将瓶正立且将瓶塞旋转180°后,再次倒立,检查是否漏水,若两次操作,容量瓶瓶塞周围均无水漏出,即表明容量瓶不漏水。经检查不漏水的容量瓶才能使用。

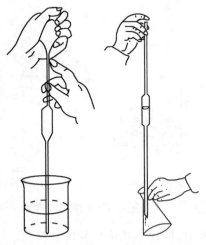 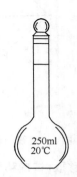

实验图8　吸取和转移液体的方法　　　　　　　实验图9　容量瓶

配制溶液时,若溶质是固体,把准确称量好的固体溶质放在烧杯中,用少量溶剂溶解。然后把溶液转移到容量瓶里[实验图10(a)]。为保证溶质能全部转移到容量瓶中,要用溶剂洗涤烧杯两三次,并把洗涤溶液全部转移到容量瓶里。转移时要用玻璃棒引流。方法是将玻璃棒一端靠在容量瓶瓶颈内壁上,注意不要让玻璃棒其他部位触及容量瓶口,防止液体流到容量瓶外壁上。

向容量瓶内加入溶剂的液面离标线1cm 左右时,应改用滴管小心滴加,最后使液体的弯月面与标线正好相切[实验图10(b)]。若所加溶剂超过标线,则需重新配制。

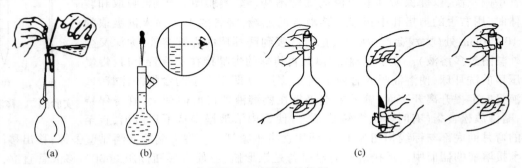

(a)　　　　　　　(b)　　　　　　　　　　　　　　(c)

实验图10　容量瓶的使用

盖紧瓶塞,如实验图10(c)所示,用左手食指按住瓶塞,拇指、中指捏住瓶颈上部,右手托住瓶底,用倒转的方法使瓶内的液体混合均匀。静置后如果发现液面低于刻度线,这是因为容量瓶内极少量溶液在瓶颈处润湿所损耗,所以并不影响所配制溶液的浓度,因此不要在瓶内添加溶剂,否则将使所配制的溶液浓度降低。

若溶质是液体,则用移液管量取所需体积的溶质移入容量瓶中,再用溶剂稀释至标线,方法同上。容量瓶使用完毕应洗净、晾干。

【问题讨论】

1. 正确认识和区分危险化学品是安全使用化学品,预防化学品事故发生的重要措施之一。危险化学品安全标签是针对危险化学品而设计、用于提示接触危险化学品的人员的一种标志,根据化学品的危险程度,分别用:危险、警告、注意 3 个词进行提示。危险表示剧毒品、爆炸品、易燃气体、低闪点液体、自燃化学品、遇湿易燃化学品、氧化剂、有机过氧化物、腐蚀品等。警告表示中等毒性化学品、中闪点液体、易燃固体。注意表示低毒化学品、不燃气体、高闪点液体。请根据下列标志(实验图 11)区分出化学品的危险程度。

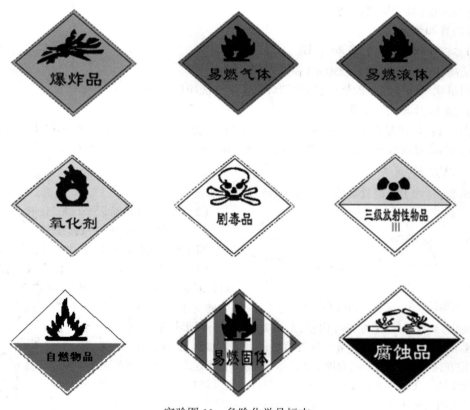

实验图 11　危险化学品标志

2. 下列图标(实验图 12)标识的含义是什么?

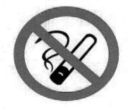

实验图 12

（宗桂玲）

实验一　化学实验基本操作

【实验目的】

1. 会进行试管、烧杯等玻璃仪器的洗涤。
2. 正确使用托盘天平和量筒等仪器。
3. 通过粗盐的提纯,较熟练地进行研磨、称量、溶解、搅拌、加热、过滤、蒸发等基本操作。

【实验用品】

器材:试管、试管夹、试管刷、滴管 烧杯、漏斗及漏斗架、酒精灯、托盘天平及砝码、药匙、蒸发皿、研钵、玻璃棒、铁架台(附铁圈、铁夹)、石棉网、量筒、滤纸

试剂:去污粉、粗食盐、蒸馏水

【实验内容和步骤】

(一) 玻璃仪器的洗涤和干燥

(1) 洗净 2 个烧杯(100ml、250ml)和试管若干只。

(2) 用电吹风吹干洗净的烧杯;用酒精灯烘干 2 支洗净的试管。

(二) 液体体积的估量

(1) 用滴管吸取适量蒸馏水,逐滴滴入 10ml 量筒中,记下到达 1ml 刻度线时蒸馏水的滴数。

(2) 用 10ml 量筒分别量取蒸馏水 1ml、2ml 和 5ml 倒入试管中,观察 3 种体积在试管中的高度。

(三) 粗盐的提纯

(1) 研磨:将约 10g 粗食盐放入研钵中,研成细粉。

(2) 称量:用托盘天平称取 5g 粗盐。

(3) 溶解:把称好的粗盐细粉置于小烧杯中,加蒸馏水约 20ml,边搅拌边加热,使其溶解。

(4) 过滤:根据漏斗大小取滤纸一张(实验图 1-1),对折两次,第二次对折时使滤纸两边相交成 10°的交角(若是方形滤纸,可将折好的滤纸一角朝

实验图 1-1　滤纸的折叠和叠放

下放入漏斗中,不要展开,紧贴漏斗内壁,把滤纸向外压一弧形折痕,然后取出滤纸沿折痕稍下的地方剪去多余部分),展开滤纸使其呈圆锥形,放在漏斗里用水润湿,使其紧贴在漏斗内壁上,如实验图 1-2 所示,并将漏斗固定在铁架台的铁圈上。另取一干净烧杯放在漏斗下面接收滤液,漏斗管口要紧靠烧杯内壁。将粗盐溶液沿玻璃棒慢慢倾入漏斗内进行过滤。倾注溶液时,玻璃棒下端应朝着滤纸的重叠层,先倾入上层清液,后倾入残渣,并使漏斗内的液面低于滤纸的边缘。

(5) 蒸发:将澄清的食盐滤液倾入干净的蒸发皿内,放在铁架台的铁环上,垫上石棉网,用酒精灯加热蒸发浓缩。当蒸发皿的底部出现食盐的结晶时,用玻璃棒不断地搅拌溶液,即将干涸时再用漏斗将蒸发皿罩住,并继续降低温度或停止加热,利用余热将水完全蒸干,即得纯白色的精制食盐。冷却后将所得的精盐称量,并计算食盐的提纯率。

$$食盐的提纯率 = \frac{精盐的质量}{粗盐的质量} \times 100\%$$

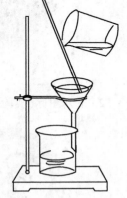

实验图 1-2　过滤操作

【问题讨论】

1. 粗盐的提纯包括哪几步?你认为实验关键是什么?
2. 过滤操作应注意哪些问题?

(宗桂玲)

实验二　溶液的配制和稀释

【实验目的】

1. 熟练运用公式进行有关实验的计算。

2. 会进行质量浓度、物质的量浓度溶液的配制和稀释的操作。

【实验用品】

器材：100ml 量筒、50ml 烧杯、托盘天平、玻璃棒、滴管、称量纸、角匙、100ml 容量瓶

试剂：氯化钠、浓盐酸、1mol/L 乳酸钠溶液、药用酒精（$\varphi_B = 0.95$）

【实验内容和步骤】

（一）几种量器的使用方法

1. 吸量管和移液管　吸量管和移液管是准确量取一定体积液体的量具。吸量管刻有刻度，又称刻度吸管；移液管为中间膨大的玻璃管，只有一个标线，又称肚形吸管。

（1）使用前应检查管尖是否完整，有破损的不能使用；用水洗净并用待量取溶液洗两三次（每次 2～3ml），以保证待量取溶液浓度不变。

（2）吸取和转移溶液。吸取液体时，用右手拇指及中指捏住吸量管（或移液管）刻度线以上部分，左手拿洗耳球，将吸量管（或移液管）插入待吸溶液中（实验图 2-1）。先压出洗耳球内部空气，把球的尖端紧接吸量管（或移液管）管口，放松左手指，使洗耳球将溶液吸入管内。当液面上升到刻度线（或标线）以上时，移去洗耳球，立即用右手的食指按住管口，左手放下洗耳球，拿住盛

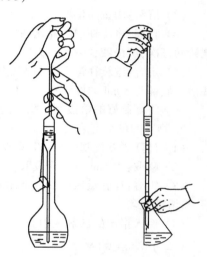

实验图 2-1　移液管的使用

溶液的容器，使容器稍微倾斜（容器为锥形瓶，应倾斜约 30°），右手垂直地拿住吸量管（或移液管），使管嘴移出液面并靠在容器壁上，稍减食指压力，让液面慢慢下降至与刻度线（或标线）相切，紧按食指使溶液不再流出。然后把吸量管（或移液管）移至另一容器中，松开食指，使溶液沿容器壁自动流下，待溶液流尽后，等待 15s，取出吸量管（或移液管），管内尚存少量液体切勿吹出。吸量管上若标有"吹"字，最后一滴要吹出。

（3）用毕应立即冲洗，搁置在专用架上备用。

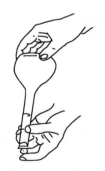

实验图 2-1　检查漏水及混匀溶液的操作

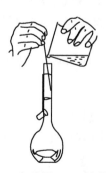

实验图 2-1　转移溶液的操作

2. 容量瓶　容量瓶常用于准确配制一定浓度、一定体积的溶液。容量瓶为细颈梨形平底玻璃瓶，瓶口有磨口玻璃塞，颈部有一标线，瓶上还标有容量和使用温度，常用容量为 50ml、100ml、250ml 等几种。

（1）使用前应检查是否漏水。检查方法：在瓶内注入适量水，盖好瓶塞，右手拿住瓶底，左手按住瓶塞，把瓶倒立摇动，观察瓶塞周围是否有水漏出，若不漏水才能使用（实验图 2-2）。为防止打破或污染瓶塞，常用橡皮筋将瓶塞固定在瓶颈上。

（2）配制溶液时，若试剂为固体，先将称好的试剂溶解在烧杯中，然后将溶液在玻璃棒引流下转移到容量瓶中，再用少量蒸馏水洗涤烧杯两三次，将洗涤液一并转移到容量瓶中，摇动容量瓶，使溶液

初步混合(实验图 2-3)。缓慢加蒸馏水稀释至液面离标线约 1cm 处,改用滴管滴加蒸馏水,至凹液面最低处与标线相切(眼睛的视线与标线处于同一水平)。若试剂是液体,用吸量管(或移液管)量取,移入容量瓶中,加蒸馏水稀释至标线。最后盖好瓶塞,将容量瓶倒转摇动数次,使溶液混匀。

(3) 以水代替溶液练习容量瓶的使用方法。

(二) 溶液的配制

1. 质量浓度溶液的配制　配制 40g/L 氯化钠溶液 50ml 的步骤如下:

(1) 计算:计算配制 40g/L 氯化钠溶液 50ml 所需氯化钠的克数。

(2) 称量:用托盘天平称量所需氯化钠放入 50ml 烧杯中。

(3) 溶解:用量筒量取 20ml 蒸馏水倒入烧杯中,用玻璃棒搅拌使氯化钠完全溶解。

(4) 转移:将烧杯中的氯化钠溶液用玻璃棒引流入 100ml 量筒中,再用少量蒸馏水洗涤烧杯和玻璃棒两三次,洗涤液也倒入量筒中。

(5) 定容:继续往量筒中加入蒸馏水,当加到接近 50ml 刻度线时,改用滴管滴加蒸馏水,至溶液凹液面底部与 50ml 刻度线相切。用玻璃棒搅匀,即得 50ml 质量浓度为 40g/L 的氯化钠溶液。

(6) 将配制好的溶液倒入指定的试剂瓶中。

2. 物质的量浓度溶液的配制　用浓盐酸配制 0.2mol/L 盐酸 100ml 的步骤如下:

(1) 计算:算出配制 0.2mol/L 盐酸 100ml 需用质量分数 w 为 0.37,密度 ρ 为 1.19kg/L 浓盐酸的毫升数。

(2) 移取:用 5ml 吸量管吸取(用洗耳球)所需浓盐酸,并转移至 100ml 容量瓶中。

(3) 定容:往容量瓶中加蒸馏水至离标线约 1cm 处,改用滴管滴加蒸馏水稀释至标线。盖好瓶塞,将溶液混匀。

(4) 倒入指定的试剂瓶中。

(三) 溶液的稀释

1. 用 1mol/L 乳酸钠溶液稀释成 $\frac{1}{6}$mol/L 乳酸钠溶液 50ml

(1) 计算:计算配制 $\frac{1}{6}$mol/L 乳酸钠溶液 50ml 时需用 1mol/L 乳酸钠溶液的体积。

(2) 移取:用 10ml 吸量管吸取所需 1mol/L 乳酸钠溶液,并移至 50ml 容量瓶中。

(3) 定容:往容量瓶中加蒸馏水至离标线约 1cm 处,改用滴管滴加蒸馏水,稀释到容量瓶的标线处。盖好瓶塞,摇匀,然后倒入指定的试剂瓶中。

2. 用体积分数 φ_B 为 0.95 的药用酒精稀释成体积分数 φ_B 为 0.75 的消毒酒精 95ml

(1) 计算:计算配制体积分数 φ_B 为 0.75 的消毒酒精 95ml 所需药用酒精的体积。

(2) 量取:用 100ml 量筒量取所需的药用酒精。

(3) 定容:在量筒中加蒸馏水至接近 95ml 刻度线,改用滴管滴加蒸馏水至 95ml,用玻璃棒搅匀,倒入指定的试剂瓶中。

【问题讨论】

1. 吸量管、移液管和量筒都是量体积的,它们的区别是什么?

2. 配制氯化钠溶液的实验中,转移溶液时,烧杯里的溶液倒入量筒后,为什么还要洗涤烧杯和玻璃棒两三次,并将洗涤液也倒入量筒中?

(李　颖)

实验三　电解质溶液和缓冲溶液

【实验目的】

1. 学会区别强电解质和弱电解质。

2. 学会正确使用 pH 试纸和酸碱指示剂判断溶液的酸碱性。

3. 掌握同离子效应、盐的水解的实验操作。

4. 学会缓冲溶液的配制方法,理解缓冲作用原理。

【实验用品】

器材:试管、烧杯、滴管、点滴板、广泛 pH 试纸、精密 pH 试纸

试剂:1mol/L 的溶液有 HCl、CH_3COOH、$NH_3 \cdot H_2O$;0.1mol/L 的溶液有 HCl、NaOH、CH_3COOH、$NH_3 \cdot H_2O$、CH_3COONa、NH_4Cl、CH_3COONH_4、NaCl;蒸馏水、酚酞试液、甲基橙试液、石蕊试液、NH_4Cl 晶体、锌粒

【实验内容和步骤】

(一) 强电解质和弱电解质的比较

取 2 支试管,分别加入 1mol/L HCl 溶液、1mol/L CH_3COOH 溶液 1ml,然后各加入同样大小的锌粒,观察反应的剧烈程度。解释实验现象并写出化学反应方程式。

(二) 同离子效应

取 2 支试管,各加入 1mol/L $NH_3 \cdot H_2O$ 溶液 1ml 和酚酞试液 1 滴,振荡,观察溶液颜色。向其中 1 支试管中加入少许 NH_4Cl 晶体,振荡后与另 1 支试管比较,观察颜色有何变化并解释原因。

(三) 溶液的酸碱性及酸碱指示剂

1. 常用酸碱指示剂在酸碱溶液中颜色的变化

(1) 取 2 支试管,各加入蒸馏水 1ml 与酚酞试液 1 滴,观察其颜色。然后向 1 支试管中加入 2 滴 0.1mol/L HCl 溶液,另 1 支试管中加入 2 滴 0.1mol/L NaOH,观察颜色的变化。

(2) 取 2 支试管,各加入蒸馏水 1ml 与甲基橙试液 1 滴,观察其颜色。然后向 1 支试管中加入 2 滴 0.1mol/L HCl 溶液,另 1 支试管中加入 2 滴 0.1mol/L NaOH,观察颜色的变化。

(3) 取 2 支试管,各加入蒸馏水 1ml 与石蕊试液 1 滴,观察其颜色。然后向 1 支试管中加入 2 滴 0.1mol/L HCl 溶液,另 1 支试管中加入 2 滴 0.1mol/L NaOH,观察颜色的变化。

2. 用广泛 pH 试纸测定溶液近似 pH 在白色点滴板的五个凹穴内各放入一小片广泛 pH 试纸,在每片试纸上分别滴加蒸馏水、0.1mol/L HCl、0.1mol/L NaOH、0.1mol/L CH_3COOH、0.1mol/L $NH_3 \cdot H_2O$ 各 1 滴,将 pH 试纸显现的颜色与标准比色卡对照,记录溶液的近似 pH,填入下表中。

溶液	H_2O	HCl	NaOH	CH_3COOH	$NH_3 \cdot H_2O$
pH					

(四) 盐的水解

在白色点滴板凹穴内放入广泛 pH 试纸 4 片,每穴一片,在每片试纸上分别滴加 1 滴 0.1mol/L CH_3COONa 溶液、0.1mol/L NH_4Cl 溶液、0.1mol/L CH_3COONH_4 溶液和 0.1mol/L NaCl 溶液,将广泛 pH 试纸显示的颜色与标准比色卡对照,测出溶液的近似 pH,并将实验结果填入下表中。

溶液	pH	酸碱性	原因
CH_3COONa			
NH_4Cl			
CH_3COONH_4			
NaCl			

（五）缓冲溶液的配制和缓冲作用

1. 缓冲溶液的配制　取洁净的小烧杯 1 只,加入蒸馏水 10ml、0.1mol/L CH₃COOH 溶液 5ml 和 0.1mol/L CH₃COONa 溶液 5ml,混匀,即得到 CH₃COOH-CH₃COONa 缓冲溶液。并用精密 pH 试纸测其 pH。

2. 缓冲溶液的缓冲作用　取 4 支洁净试管并编号,向 1、2 号试管中各加入 5ml 自制的缓冲溶液 CH₃COOH-CH₃COONa,3、4 号试管中各加入 5ml 蒸馏水。按下表进行实验,并将有关数据填入下表。

试管编号	加入前 pH	加入的酸或碱	加入后 pH	pH 的变化值
1		1 滴 0.1mol/L HCl		
2		1 滴 0.1mol/L NaOH		
3		1 滴 0.1mol/L HCl		
4		1 滴 0.1mol/L NaOH		

【注意事项】

1. 本次实验所用药品较多,要细心准确,以免用错试剂。

2. 不能将试纸直接插入试剂瓶中。点滴板每次用完要注意冲洗干净,并用滤纸吸干凹穴中的水后再用。因实验所用试纸较多,用后应放入废物缸中,不可抛入水槽中,以防水槽和下水道堵塞或腐蚀。

3. 实验时要将试管编号并按照教师要求的顺序进行。

4. 实验过程中要认真观察实验现象,并及时做好记录。

【问题讨论】

1. 怎样用简单的化学方法区别硝酸钠、氯化铵和碳酸钾这三种无色溶液?

2. 缓冲溶液的缓冲作用有限度吗?

（宋守正）

实验四　醇和酚的性质

【实验目的】

1. 熟练掌握具有邻二醇结构的多元醇和苯酚等物质的鉴别。

2. 学会验证醇和酚主要化学性质的实验操作。

【实验用品】

器材:试管、烧杯、酒精灯、打火机、玻璃棒、广泛 pH 试纸、带导管的橡胶塞

试剂:无水乙醇、金属钠、酚酞试液、正丁醇、仲丁醇、叔丁醇、3mol/L H₂SO₄、0.17mol/L K₂Cr₂O₇、2.5mol/L NaOH、乙醇、0.3mol/L CuSO₄、甘油、0.2mol/L 苯酚溶液、饱和碳酸氢钠溶液、苯酚固体、碳酸钠固体、2mol/L HCl、饱和溴水、0.2mol/L 邻苯二酚溶液、0.2mol/L 苯甲醇溶液、0.06mol/L FeCl₃、0.03mol/L KMnO₄

【实验内容和步骤】

（一）醇的性质

1. 醇与金属钠的反应　取干燥试管 1 支,加入无水乙醇 1ml,再加入一粒(一半绿豆大小的)用滤纸吸干煤油的金属钠,观察发生的变化,记录并解释。冷却后,加入少许蒸馏水,然后再加入酚酞试液 1 滴,观察发生的变化,记录并解释。

2. 醇的氧化　取试管 4 支,分别加入 3mol/L H_2SO_4、0.17mol/L $K_2Cr_2O_7$ 各 10 滴,然后在以上 4 支试管中分别逐滴加入正丁醇、仲丁醇、叔丁醇、纯化水各 5 滴,振摇,观察发生的变化,记录并解释。

3. 丙三醇与氢氧化铜的反应　取试管 2 支,各加入 2.5mol/L NaOH 1ml 和 0.3mol/L $CuSO_4$ 10 滴,摇匀,观察现象。然后分别加入乙醇 2~3 滴、甘油 2~3 滴,振摇,观察变化。最后往深蓝色溶液中滴加 2mol/L HCl 至溶液呈酸性(提示:用广泛 pH 试纸检验,试纸呈红色),观察变化。

（二）酚的性质

1. 苯酚的溶解性　取 1 支试管,加入苯酚固体少量,再加入 1ml 水,振荡后观察现象。然后加热后观察现象。再冷却,又有何现象发生?解释原因。

2. 苯酚的弱酸性　在上述苯酚浑浊液中滴加 2.5mol/L NaOH,边滴边振荡,直至浑浊液变透明为止。

将上述透明溶液平分于两支试管,第 1 支试管中滴加 2mol/L HCl 数滴,边滴边振荡,有何变化?另取 1 支试管,加入少量碳酸钠固体和 2mol/L HCl 2ml,用带导管的橡胶塞塞住管口,将产生的气体通入第 2 支试管中,有何现象?

解释以上变化的原因并写出化学方程式。

3. 酚的氧化　在试管中加入 2.5mol/L NaOH 5 滴、0.03mol/L $KMnO_4$ 1~2 滴,再加入 0.2mol/L 苯酚溶液 2~3 滴,观察发生的变化,记录并解释。

4. 溴与苯酚的反应　在试管中加 0.2mol/L 苯酚溶液 5 滴,逐滴加入饱和溴水,振摇,直至白色沉淀生成,观察发生的变化,记录并解释。

5. 酚与三氯化铁的反应　取试管 3 支,分别加入 0.2mol/L 苯酚溶液、0.2mol/L 邻苯二酚溶液、0.2mol/L 苯甲醇溶液各 10 滴,再各加入 0.06mol/L $FeCl_3$ 1 滴,振摇,观察发生的变化,记录并解释。

【注意事项】

1. 钠是活泼金属,遇水剧烈反应放出大量的热,并使产生的氢气自燃,非常危险。使用时必须严格按照实验要求取用和存放,用量不超过绿豆大小,禁止与水接触,以免发生事故。

2. 进行醇与金属钠反应的关键操作时试管和试剂必须是无水的,否则会对实验结果产生干扰并有危险。

3. 进行具有邻二醇结构的多元醇的鉴别实验时,应先制备氢氧化铜,然后加入多元醇,才能观察到非常明显的变化。同时制备氢氧化铜时,氢氧化钠略过量。

4. 苯酚有较强的腐蚀性,可灼伤皮肤,并通过皮肤等吸收使人中毒。使用苯酚时,要注意安全。若不慎皮肤接触到苯酚,立即用大量的水冲洗,然后用少量无水乙醇擦洗,再用水冲洗。

【问题讨论】

1. 为什么乙醇与金属钠作用时必须使用干燥的试管和无水乙醇?

2. 苯酚为什么能溶于氢氧化钠和碳酸钠溶液中,而不溶于碳酸氢钠溶液?

（宋守正）

实验五　羧酸的性质

【实验目的】

1. 进行羧酸酸性的验证实验操作,体会理论与实践相统一。

2. 进一步熟悉 pH 试纸、点滴板、滴管等的使用操作。

3. 完成酯化反应的基本操作,加深对酯化反应的理解。

【实验用品】

器材:试管、酒精灯、铁架台、玻璃棒、橡胶塞、导管、火柴、点滴板、广泛 pH 试纸试剂:0.5mol/L 甲酸溶液、0.5mol/L 乙酸溶液、0.5mol/L 乙二酸溶液、苯甲酸晶体、0.5mol/L 氢氧化钠溶液、碳酸钠晶体、无水乙醇、冰醋酸、饱和 Na_2CO_3 溶液、浓硫酸

【实验内容和步骤】

（一）羧酸的酸性

（1）与酸碱指示剂作用:在点滴板的三个凹穴中分别滴入 4 滴 0.5mol/L 甲酸溶液、0.5mol/L 乙酸溶液和 0.5mol/L 乙二酸溶液,将 3 片 pH 试纸置于表面皿上,用玻璃棒分别蘸取上述 3 种溶液于 pH 试纸上,比较 pH 试纸的颜色,并加以解释。

（2）与碱的反应:取 1 支试管,加入苯甲酸晶体少许,然后加入 1ml 蒸馏水,振荡,在苯甲酸浑浊溶液中滴入 0.5mol/L 氢氧化钠溶液至溶液澄清,解释现象。

（3）与碳酸盐反应:取 1 支试管,加入少量碳酸钠晶体,滴入 0.5mol/L 乙酸溶液数滴,观察现象,并加以解释。

（二）羧酸的酯化反应

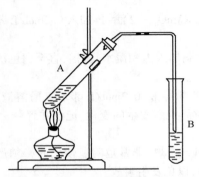

（1）取大试管 1 支（A）,加入无水乙醇和冰醋酸各 2ml,再慢慢滴入浓硫酸 10 滴,另取 1 支试管（B）盛有饱和 Na_2CO_3 溶液 3ml,按实验图 5-1 把装置连接好。导管口距饱和 Na_2CO_3 液面 2~3mm。

（2）用小火加热 5~6min 后,取下盛装饱和 Na_2CO_3 溶液的试管,并停止加热。

（3）振荡盛装饱和 Na_2CO_3 溶液的试管,静置,观察上层的液体,搁闻气味,解释现象。

实验图 5-1　羧酸的酯化反应实验装置

【问题讨论】

1. 比较甲酸、乙酸、乙二酸的酸性强弱。

2. 什么条件有利于酯化反应的进行?

（杨　华）

实验六　糖类的性质

【实验目的】

1. 进行糖类主要化学性质的实验操作。

2. 熟悉糖类化合物的鉴别。

【实验用品】

器材:试管、试管夹、水浴锅

试剂:0.1mol/L $CuSO_4$ 溶液、1mol/L NaOH 溶液、0.1mol/L 葡萄糖溶液、0.1mol/L 果糖溶液、0.1mol/L 麦芽糖溶液、0.1mol/L 蔗糖溶液、20g/L 淀粉溶液、1mol/L HCl、碘溶液

【实验内容和步骤】

（一）糖的还原性

取 5 支试管,分别加入 1ml 0.1mol/L 葡萄糖溶液、1ml 0.1mol/L 果糖溶液、1ml 0.1mol/L 麦芽糖溶液、1ml 0.1mol/L 蔗糖溶液、1ml 20g/L 淀粉溶液,然后各加入 1ml 0.1mol/L $CuSO_4$ 溶液和 10 滴 1mol/L NaOH 溶液,摇匀,放入 80℃ 水浴中加热,观察并解释发生的变化。

（二）蔗糖的水解

在 2 支试管中各加入 1ml 0.1mol/L 蔗糖溶液,1 支加入 2 滴 1mol/L HCl,另 1 支不加 HCl。2 支试管同时放入 90℃ 水中加热 1min 后取出,各加入 1ml 0.1mol/L $CuSO_4$ 溶液和 10 滴 1mol/L NaOH 溶液,摇匀。同时放入 80℃ 水浴中加热,观察是否有沉淀生成,并加以解释。

（三）淀粉遇碘的反应

取 1 支试管,加入 2ml 20g/L 淀粉溶液,再滴入 1 滴碘溶液,振摇,观察溶液颜色的变化。

（四）淀粉的水解反应

取 1 支试管,加入 1ml 唾液,再加入 4ml 20g/L 淀粉溶液,振摇混匀后,放入 37℃ 水中温热 8min 后取出,将溶液平分于 2 支试管,1 支加入 1 滴碘溶液,观察有无蓝色;另 1 支加入 1ml 0.1mol/L $CuSO_4$ 溶液和 10 滴 1mol/L NaOH 溶液,放入 80℃ 水浴中加热,观察沉淀的生成。

【问题讨论】

1. 37℃ 时淀粉在淀粉酶的作用下,8min 后加入碘溶液,为什么不显蓝色?
2. 设计实验验证唾液中是否含有蔗糖水解酶。
3. 胃酸能水解蔗糖吗?

（罗心贤）

实验七 蛋白质的性质

【实验目的】

1. 进行蛋白质性质的实验操作。
2. 观察蛋白质的变性。

【实验用品】

器材:试管

试剂:蛋白质溶液、1mol/L NaOH 溶液、0.1mol/L $CuSO_4$ 溶液、3mol/L H_2SO_4 溶液、0.1mol/L $AgNO_3$ 溶液、饱和苯酚溶液、无水乙醇

【实验内容和步骤】

（一）蛋白质的显色反应

取 1 支试管,加入 2ml 蛋白质溶液,再加入 1ml 1mol/L NaOH 溶液和 5 滴 0.1mol/L $CuSO_4$ 溶液,振摇。观察溶液颜色的变化。

（二）蛋白质的变性

（1）强酸沉淀蛋白质:取 1 支试管,加入 2ml 蛋白质溶液,再加入 1ml 3mol/L H_2SO_4 溶液,摇匀后静置 10min,观察蛋白质从溶液中沉淀析出。

（2）重金属盐沉淀蛋白质:取 2 支试管,各加入 1ml 蛋白质溶液,1 支加入 3 滴 0.1mol/L $AgNO_3$ 溶液,另 1 支加入 2 滴 0.1mol/L $CuSO_4$ 溶液,振摇。观察蛋白质沉淀。

（3）苯酚凝固蛋白质:取 1 支试管,加入 1ml 蛋白质溶液,把试管倾斜,沿着试管壁缓慢加入 1ml 饱和苯酚溶液,把试管竖直,不要振摇。观察两层溶液界面处蛋白质析出情况。

（4）乙醇凝固蛋白质:取 1 支试管,加入 1ml 蛋白质溶液,把试管倾斜,沿着试管壁缓慢加入 1ml 无水乙醇,把试管竖直,不要振摇。观察两层溶液界面处蛋白质析出情况。

（罗心贤）

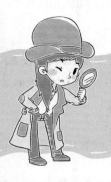

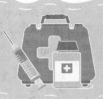

附　录

一、国际(SI)基本单位

物理量的名称	单位名称	单位符号	物理量的名称	单位名称	单位符号
长度	米	m	热力学温度	开[尔文]	K
质量	千克(公斤)	kg	物质的量	摩[尔]	mol
时间	秒	s	发光强度	坎[德拉]	cd
电流	安[培]	A			

二、常用单位及换算表

物理量的名称	物理量的符号	单位名称	单位符号	与基本单位的换算关系
长度	l, L	米	m	SI 基本单位
		厘米	cm	百分之一米 $1cm = 10^{-2}m$
		毫米	mm	千分之一米 $1mm = 10^{-3}m$
		微米	μm	百万分之一米 $1\mu m = 10^{-6}m$
		纳米	nm	十亿分之一米 $1nm = 10^{-9}m$
质量	m	千克	kg	SI 基本单位
		克	g	千分之一千克 $1kg = 10^{-3}kg$
		毫克	mg	百万分之一千克 $1mg = 10^{-6}kg$
时间	t	秒	s	SI 基本单位
		分	min	$1min = 60s$
		小时	h	$1h = 60min$
摄氏温度	t	摄氏度	℃	SI 导出单位
体积	V	升	L(l)	$1L = 10^{-3}m^3$
		毫升	ml	$1ml = 10^{-3}L$
物质的量	n	摩尔	mol	SI 基本单位
物质的量浓度	c_B	摩尔每升	mol/L	
摩尔质量	M	克每摩尔	g/mol	
摩尔体积	V_m	升每摩尔	L/mol	
密度	ρ	克每立方厘米	g/cm³	
		千克每立方厘米	kg/cm³	
		千克每升	kg/L	
能量	E	焦耳	J	SI 导出单位
		千焦	kJ	

物理量的名称	物理量的符号	单位名称	单位符号	与基本单位的换算关系
压强	p	帕斯卡	Pa	SI 导出单位
		千帕	kPa	
质量浓度	ρ_B	克每升	g/L	
体积分数	ϕ_B			
质量分数	w_B			

三、酸、碱和盐的溶解性表（293.15K）

阳离子	阴离子								
	OH^-	NO_3^-	Cl^-	SO_4^{2-}	S^{2-}	SO_3^{2-}	CO_3^{2-}	SiO_3^{2-}	PO_4^{3-}
H^+		溶	溶	溶	溶、挥	溶、挥	溶、挥	溶、挥	溶
NH_4^+	溶、挥	溶	溶	溶	溶	溶	溶	溶	溶
K^+	溶	溶	溶	溶	溶	溶	溶	溶	溶
Na^+	溶	溶	溶	溶	溶	溶	溶	溶	溶
Ba^{2+}	溶	溶	溶	不	—	不	不	不	不
Ca^{2+}	微	溶	微	微	—	不	不	不	不
Mg^{2+}	不	溶	溶	溶	—	微	微	不	不
Al^{3+}	不	溶	溶	溶	—		—	不	不
Mn^{2+}	不	溶	溶	溶	不	不	不	不	不
Zn^{2+}	不	溶	溶	溶	不	不	不	不	不
Cr^{3+}	不	溶	溶	溶	—	不	—	不	不
Fe^{2+}	不	溶	溶	溶	不	不	不	不	不
Fe^{3+}	不	溶	溶	溶	—	—	—	不	不
Sn^{2+}	不	溶	溶	溶	不	不	—	不	不
Pb^{2+}	不	溶	微	不	不	不	不	不	不
Cu^{2+}	不	溶	溶	溶	不	不	不	不	不
Bi^{3+}	不	溶	—	溶	不	不	不	—	不
Hg^+	—	溶	不	微	不	不	不	—	不
Hg^{2+}	—	溶	溶	溶	不	不	不	—	不
Ag^+	—	溶	不	微	不	不	不	不	不

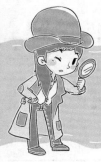

参考文献

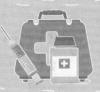

陈新谦,金有豫,汤光.2007.新编药物学.16版.北京:人民卫生出版社

杜广才.1994.医用化学.3版.北京:人民卫生出版社

黄刚.2001.医用化学基础.北京.人民卫生出版社

贾云宏.2008.有机化学.北京:科学出版社

李晓松.2014.基础护理技术.2版.北京:人民卫生出版社

刘斌,陈任宏.2013.有机化学.2版.北京:人民卫生出版社

刘斌,刘景晖,许颂安.2014.化学.2版.北京:高等教育出版社

刘景晖.2009.化学实验与实践活动.北京:高等教育出版社

綦旭良.2009.化学.北京:科学出版社

石宝珏.2008.无机与分析化学基础.北京:人民卫生出版社

吴德诚,丁万,张文如.1999.医用化学.贵阳:贵州民族出版社

武汉大学,吉林大学,等.1994.无机化学.3版.北京:高等教育出版社

曾崇理.2008.有机化学.2版.北京:人民卫生出版社

张锦楠.2006.化学.北京:人民卫生出版社

郑集,陈钧辉.1998.普通生物化学.3版.北京:高等教育出版社

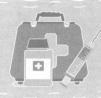
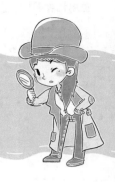

医用化学基础教学大纲

一、课程性质和任务

　　医用化学基础是医学专业必修的一门基础课程。本课程的主要内容包括无机化学基础知识、有机化学基础知识和化学实验基本技能。本课程的主要任务是使学生掌握化学基本理论知识和基本实验操作技能，为学生医学专业课程的学习、综合素质的提高、职业能力的初步形成和可持续发展奠定扎实的基础。

二、课程教学目标

（一）知识教学目标

　　1. 准确、牢固掌握化学基本概念、基本知识和基础理论。

　　2. 利用自然辩证法和对立统一规律分析各种化学变化，通过分析来掌握变化的本质，认识变化的规律。寻找各种变化之间的内在联系和转化条件。

　　3. 要及时进行分析比较，归纳总结，及时复习，善于思考，努力培养提高学生的分析和解决问题的能力。

（二）能力培养目标

　　1. 通过实验教学，使学生具备规范、熟练的基本操作技能。

　　2. 理论与实践相结合，突出"学中做，做中学"。

　　3. 培养学生举一反三、融会贯通的能力及发现问题、分析问题、解决问题的能力。

（三）思想教育目标

　　1. 通过了解人体的化学变化与疾病的关系，培养辩证唯物主义世界观。

　　2. 通过对生命现象的认识，树立热爱生命、实事求是的科学态度。

　　3. 具有良好的职业道德、人际沟通能力和团队精神。

　　4. 具有严谨的学习态度、敢于创新的精神、勇于创新的能力。

三、教学时间的分配

教学内容	学时			教学内容	学时		
	理论	实践	合计		理论	实践	合计
一、绪论	1	2	3	八、醛和酮	4		4
二、溶液	10	2	12	九、羧酸、羟基酸和酮酸	4	2	6
三、物质结构	6		6	十、脂类	3		3
四、电解质溶液	7	2	9	十一、糖类	3	1	4
五、有机化合物基本知识	4		4	十二、蛋白质	2	1	3
六、烃	8		8	机动	1		1
七、醇 酚 醚	7	2	9	合计	60	12	72

四、教学内容和要求

单元	教学内容	教学要求	教学活动参考	教学参考学时 理论	实践
一、绪论	(一)化学的发展历史	熟悉	理论讲授	1	
	(二)化学与医学的关系	了解			
	(三)学习医用化学的方法	熟悉			
	实验一:化学实验基本操作	熟练掌握	学生操作		2
二、溶液	(一)物质的量		理论讲授	10	
	1. 物质的量及其单位	掌握			
	2. 摩尔质量	熟悉			
	3. 有关物质的量和摩尔质量的计算	熟悉			
	(二)溶液的浓度				
	1. 溶液浓度的表示方法	掌握			
	2. 溶液浓度的换算	熟悉			
	3. 溶液的配制和稀释	熟悉			
	(三)溶液的渗透压				
	1. 渗透现象和渗透压	掌握			
	2. 渗透压与溶液浓度的关系	掌握			
	3. 等渗、低渗和高渗溶液	了解			
	4. 渗透压在医学上的意义	了解			
	实验二:溶液的配制和稀释	学会	学生操作		2
三、物质结构	(一)原子结构		理论讲授	6	
	1. 原子的组成和同位素	掌握			
	2. 原子核外电子的排布规律	了解			
	3. 原子结构与元素性质的关系	熟悉			
	(二)分子结构				
	1. 离子键	掌握			
	2. 共价键	熟悉			
	3. 极性分子和非极性分子	了解			
四、电解质溶液	(一)弱电解质的电离平衡		理论讲授	7	
	1. 强电解质和弱电解质	熟悉			
	2. 弱电解质的电离平衡	了解			
	3. 同离子效应	了解			
	(二)溶液的酸碱性				
	1. 水的电离	熟悉			
	2. 溶液的酸碱性和溶液的 pH	掌握			
	3. 酸碱指示剂	了解			
	(三)盐的水解				
	1. 盐的水解概念	熟悉			

续表

单元	教学内容	教学要求	教学活动参考	教学参考学时	
				理论	实践
	2. 盐类水解的主要类型	掌握			
	3. 盐类水解的意义	了解			
	（四）缓冲溶液				
	1. 缓冲作用和缓冲溶液	掌握			
	2. 缓冲溶液的组成	熟悉			
	3. 缓冲作用原理	掌握			
	4. 缓冲溶液在医学上的意义	了解			
	实验三：电解质溶液和缓冲溶液	学会	学生操作		2
五、有机化合物基本知识	1. 有机化合物的概念	了解	理论讲授	4	
	2. 有机化合物的特性	熟悉			
	3. 有机化合物的结构	掌握			
	4. 有机化合物的分类	了解			
六、烃	（一）烷烃		理论讲授	8	
	1. 烷烃的结构和命名	掌握			
	2. 烷烃的性质	熟悉			
	3. 重要的烷烃	了解			
	（二）烯烃和炔烃				
	1. 烯烃和炔烃的结构和命名	掌握			
	2. 烯烃和炔烃的性质	熟悉			
	（三）脂环烃				
	1. 脂环烃的结构和命名	了解			
	2. 环烷烃的稳定性	了解			
	（四）芳香烃				
	1. 苯的结构和苯的同系物的命名	熟悉			
	2. 苯及其同系物的性质	了解			
	3. 稠环芳香烃	了解			
七、醇 酚 醚	（一）醇		理论讲授	7	
	1. 醇的结构、分类和命名	掌握			
	2. 醇的性质	掌握			
	3. 常见的醇	熟悉			
	（二）酚				
	1. 酚的结构、分类和命名	掌握			
	2. 酚的性质	了解			
	3. 常见的酚	熟悉			
	（三）醚				
	1. 醚的结构、分类和命名	熟悉			
	2. 乙醚	了解			
	实验四：醇和酚的性质	熟练掌握	学生操作		2

续表

单元	教学内容	教学要求	教学活动参考	教学参考学时	
				理论	实践
八、醛和酮	1. 醛和酮的结构、分类和命名	掌握	理论讲授	4	
	2. 醛和酮的化学性质	掌握			
	3. 几种重要的醛和酮	熟悉			
九、羧酸、羟基酸和酮酸	(一)羧酸		理论讲授	4	
	1. 羧酸的结构、分类和命名	掌握			
	2. 羧酸的性质	掌握			
	3. 常见的羧酸	了解			
	(二)羟基酸和酮酸				
	1. 羟基酸、酮酸的结构和命名	掌握			
	2. 重要的羟基酸和酮酸	了解			
	实验五:羧酸的性质	学会	学生操作		2
十、脂类	(一)油脂		理论讲授	3	
	1. 油脂的结构和组成	掌握			
	2. 油脂的性质	了解			
	3. 油脂的生理意义	了解			
	(二)类脂				
	1. 磷脂	了解			
	2. 固醇	了解			
十一、糖类	(一)单糖		理论讲授	3	
	1. 葡萄糖	熟悉			
	2. 果糖	了解			
	(二)二糖				
	1. 蔗糖	了解			
	2. 麦芽糖	了解			
	3. 乳糖	了解			
	(三)多糖				
	1. 淀粉	熟悉			
	2. 糖原	了解			
	3. 纤维素	了解			
	实验六:糖类的性质	学会	指导操作		1
十二、蛋白质	1. 蛋白质的组成	掌握	理论讲授	2	
	2. 蛋白质的结构	了解			
	3. 蛋白质的性质和用途	熟悉			
	实验七:蛋白质的性质	学会	指导操作		1

五、教学大纲说明

（一）适用对象与参考学时

本教学大纲可供护理、涉外护理、助产、口腔工艺技术、药学、医学检验等专业使用，总学时为 72 个，其中理论教学 60 学时，实践教学 12 学时。

（二）教学要求

1. 本课程对理论教学部分的要求有掌握、熟悉、了解三个层次。掌握是指对医用化学中所学的基本知识、基本理论具有深刻的认识，并能灵活地应用所学知识分析、解释生活现象和与临床有关的化学的实际问题。熟悉是指能够解释、领会概念的基本含义并会应用所学技能。了解是指能够简单理解、记忆所学知识的要点。

2. 本课程突出以培养能力为本位的教学理念，在实践技能方面分为熟练掌握和学会两个层次。熟练掌握是指能够运用所学知识，独立地进行正确的实践技能操作，并能全面地分析实验结果，正确地书写实验报告。学会是指能够在教师指导下进行实验操作，并能独立地书写实验报告。

（三）教学建议

1. 在教学过程中要充分发挥教师的主导作用和学生的主体作用。注重理论联系实际，突出职业应用能力的培养。理论知识的教学要有针对性，要注重医学中化学知识的应用，体现其在医学中的重要意义。

2. 实践教学要充分利用教学资源，调动学生学习的积极性和主观能动性，强化学生的动手能力和专业实践操作能力。

3. 教学评价应通过课堂提问、布置作业、单元目标测试、期末考试、实验等多种形式，从学生的情感态度、知识点掌握、技能熟练程度和独立完成任务的质量等方面对学生进行学习能力、实践能力和应用新知识能力的综合考核，以期达到教学目标提出的各项任务。

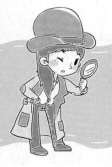
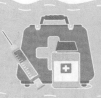

自测题参考答案

第2章　溶液

一、选择题

1. D　2. A　3. B　4. D　5. D　6. C　7. C
8. C　9. C　10. A　11. A

二、填空题

1. 4、4
2. 74. 5g/mol、37. 25g
3. 稀、浓
4. 98g/mol、0. 20mol
5. 1. 204×10²⁴个、73g
6. 血浆的渗透压
7. kPa、720～800kPa
8. 有半透膜存在、半透膜两侧溶液有浓度差

三、判断题

1. ×　2. ×　3. √　4. ×　5. ×

四、简答题

（略）

五、计算题

1. 5. 1mmol/L　2. 308mmol/L　3. 8. 29ml
4. 3支

第3章　物质结构

一、选择题

1. A　2. A　3. C　4. C　5. D　6. D　7. B
8. C　9. B　10. B

二、填空题

1. 质子、中子、质子
2. 质子、中子、稳定性、放射性、4、中子
3. 8、4、C、S、2、4
4. 35、17、18、18
5. 填表

微粒符号	质子数	中子数	核外电子数	质量数
Na	11	12	11	23
Al³⁺	13	14	10	27

6. KBr、MgO、H₂O、CO₂、H₂O、CO₂、Cl₂、N₂、CO₂

三、简答题

1. 答：

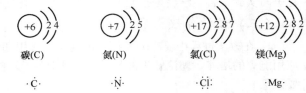

2. 答：不对。

钠原子失去1个电子后，虽然核外电子排布和氖原子相同，但并不是原子，而是变成了离子。

第4章　电解质溶液

一、选择题

1. C　2. B　3. C　4. D　5. A　6. D　7. C
8. B　9. B　10. C　11. D　12. C　13. C　14. D
15. B

二、填空题

1. 氢离子浓度的负对数、pH＝－lg［H⁺］、7. 35～7. 45、血液的 pH 小于7. 35、碳酸氢钠或乳酸钠、pH 大于7. 45、氯化铵
2. H₂CO₃/BHCO₃、BH₂PO₄/B₂HPO₄、H-Hb/K-Hb、H-HbO₂/K-HbO₂、H-Pr/Na-Pr、碳酸和碳酸氢盐缓冲对（H₂CO₃/BHCO₃）、碳酸氢盐、碳酸（B 代表 Na⁺ 或 K⁺、Hb 代表血红蛋白、HbO₂代表氧合血红蛋白、Pr 代表血浆蛋白）
3. 碱性、大于7、酸性、小于7、中性、等于7、中性、约为7
4. 10⁻⁶、6、酸性
5. 5、酸性、10⁻¹¹、碱性
6. 弱、CH₃COOH ⇌ H⁺ + CH₃COO⁻
7. 红、变浅、同离子效应使氨水的电离度降低
8. 强、CH₃COO⁻、Na⁺

三、计算题

1. 10^{-12},2

2. 12

第5章 有机化合物基本知识

一、选择题

1. C　2. D　3. A　4. A　5. A

二、填空题

1. 碳氢化合物、碳、氢、氧、氮

2. 二氧化碳、水

3. 共价

第6章 烃

一、选择题

1. B　2. A　3. B　4. D　5. D　6. C　7. B
8. A

二、填空题

1. 烷基、甲基、乙基

2. 强酸、强碱、强氧化剂、强还原剂

3. 二氧化碳、水

4. 烯烃、烷烃

5. 聚乙烯

6. 苯、C_6H_6、⬡

7. 苯环、有

三、写出下列化合物的名称

1. 2,4-二甲基戊烷　2. 2-甲基-3-乙基己烷

3. 3-甲基-1-丁烯　4. 2,4-二甲基-2-戊烯　5. 甲苯　6. 1,2-二甲苯(邻二甲苯)

第7章 醇 酚 醚

一、选择题

(一)单选题

1. D　2. C　3. C　4. D　5. A　6. B　7. A
8. D　9. C　10. B　11. C　12. D

(二)多选题

13. AC　14. AB　15. ABD　16. ABCE
17. ABCDE　18. BC　19. BD　20. A

二、填空题

1. 甲醇、乙醇、很强的毒性、甲醇

2. 氧化、酚羟基

3. 醛、酮、叔醇

4. 140℃、乙醚、分子内、乙烯

5. 苯基、酚羟基、苯酚钠、澄清、浑浊、化学

6. 三、煤酚、消毒剂

7. 消去(除)

8. 氧化反应、还原反应

9. 两个烃基相同

10. 无反应

三、简答题

1.(1)3-甲基-2-丁醇　(2)2-甲基苯酚(或邻甲酚)

(3)1,3-丁二醇　(4)1,4-苯二酚(或对苯二酚)

(5)2-苯基-1-丙醇(或2-苯基丙醇)

(6)1,3,5-苯三酚(或均苯三酚)

2.(1)CH_3CH_2OH

(2)CH_3OH

(3)$CH_3CH_2—O—CH_2CH_3$

(4) $\underset{\underset{OH}{|}}{CH_2}—\underset{\underset{OH}{|}}{CH}—\underset{\underset{OH}{|}}{CH_2}$

(5)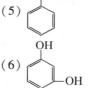

(6)

第8章 醛和酮

一、选择题

1. B　2. C　3. C　4. D　5. D

二、填空题

1. 醛基、—CHO、酮基、$—\overset{\overset{O}{||}}{C}—$

2. 脂肪醛、酮、芳香醛、酮

3. 伯醇、仲醇

4. 氧化反应、还原反应

5. $[Ag(NH_3)_2]OH$、含Cu^{2+}的配合物

三、用系统命名法给下列化合物命名或写出结构式

1. 4-甲基-2-戊酮

2. 2-甲基丁醛

3. （苯环）$—CH_2—CHO$

4. （苯环）$—\overset{\overset{O}{||}}{C}—CH_3$

第9章 羧酸、羟基酸和酮酸

一、选择题

1. C 2. D 3. A 4. C 5. C

二、填空题

1. 脂肪酸、脂环酸、芳香酸

2. 酸

3. 酯化反应

4. 烃基、羟基

5. 羧基、酮基

三、用系统命名法命名下列物质(或写出结构式)

1. 4-甲基-3-乙基戊酸

2. 3-丁酮酸

3. HO—CH—COOH
     |
  HO—CH—COOH

4.

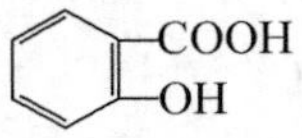

第10章 脂类

一、选择题

1. A 2. D 3. D 4. B 5. D

二、填空题

1. 油、脂肪、高级脂肪酸、

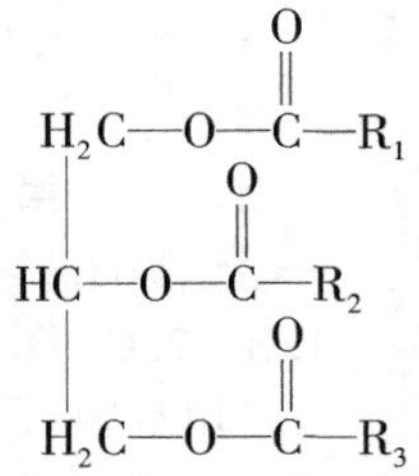

$$\begin{array}{l} H_2C-O-\overset{\displaystyle O}{\overset{\displaystyle \|}{C}}-R_1 \\[4pt] HC-O-\overset{\displaystyle O}{\overset{\displaystyle \|}{C}}-R_2 \\[4pt] H_2C-O-\overset{\displaystyle O}{\overset{\displaystyle \|}{C}}-R_3 \end{array}$$

2. 水、有机溶剂

3. 甘油、高级脂肪酸、甘油、高级脂肪酸、磷酸、含氮有机碱

三、写出下列化合物的结构简式

1. 软脂酸 $C_{15}H_{31}COOH$。

2. 硬脂酸 $C_{17}H_{35}COOH$。

3. 油酸 $C_{17}H_{33}COOH$。

第11章 糖类

一、选择题

1. A 2. D 3. A 4. A 5. D

二、填空题

1. C、H、O

2. 3.9~6.1 mmol/L

3. 葡萄糖、果糖

4. 葡萄糖

5. 半乳糖、葡萄糖

6. 葡萄糖

7. CO_2、H_2O

8. 解毒、保肝

三、问答题

(略)

第12章 蛋白质

一、选择题

1. A 2. A 3. D 4. C 5. A 6. C

二、填空题

1. C、H、O、N

2. 16%

3. 8

4. 血液

三、写出下列化合物的名称

1. α-氨基丙酸(丙氨酸) 2. α-氨基-β-巯基丙酸(半胱氨酸)

部分实验彩图

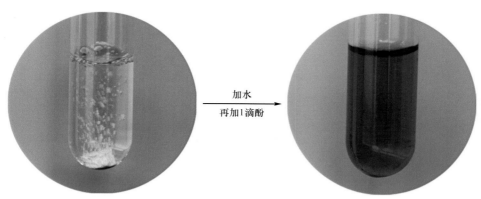

7-1-1　钠与乙醇反应产生氢气　　　　　　7-1-2　乙醇钠水解反应

加水
再加1滴酚

彩图 7-1　金属钠与乙醇的反应

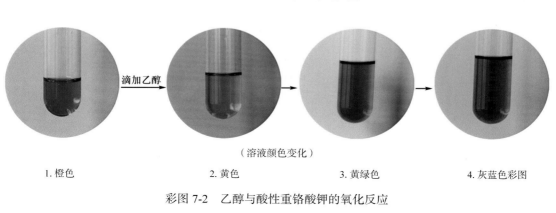

滴加乙醇

（溶液颜色变化）

1. 橙色　　　　　　2. 黄色　　　　　　3. 黄绿色　　　　　　4. 灰蓝色彩图

彩图 7-2　乙醇与酸性重铬酸钾的氧化反应

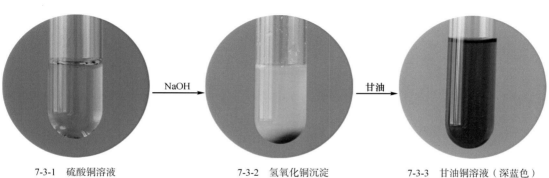

NaOH　　　　　　　甘油

7-3-1　硫酸铜溶液　　　　7-3-2　氢氧化铜沉淀　　　　7-3-3　甘油铜溶液（深蓝色）

彩图 7-3　甘油的鉴别反应

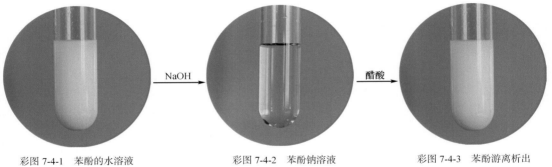

彩图 7-4-1 苯酚的水溶液　　　彩图 7-4-2 苯酚钠溶液　　　彩图 7-4-3 苯酚游离析出

彩图 7-4　苯酚的弱酸性实验

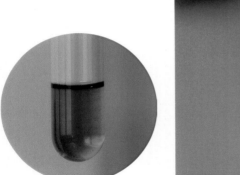

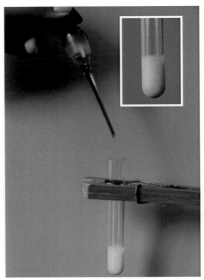

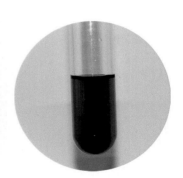

彩图 7-5　苯酚与碱性高锰酸　　　彩图 7-6　苯酚与溴水的反应　　　彩图 7-7　苯酚与三氯化铁的
　　　　　钾的氧化反应　　　　　　　　　　　　　　　　　　　　　　　　　显色反应

元素周期表

注：
1. 相对原子质量录自2005年国际原子质量表，以 $^{12}C=12$ 为基准。元素的相对原子质量加注在其后的括号内。
2. 商品Li的相对原子质量范围是6.939~6.996。
3. 稳定元素列有天然丰度的同位素；天然放射性元素和人造元素列出其半衰期最长同位素的质量数（加方括号）。
4. 元素和人造元素列有的法列与国际相对原子质量所标的相对文献一致。

图例说明：
- 原子序数
- 元素符号（红色为放射性元素）
- 元素名称（注 * 的为人造元素）
- 相对原子质量（放射性元素取括号内数据为半衰期最长同位素的质量数）
- 稳定同位素的质量数（放线为丰度最大的同位素）
- 放射性同位素的质量数
- 外围电子的构型（括号指不能肯定的构型）

分区：s区、p区、d区、ds区、f区

颜色图例：主族金属、过渡金属、内过渡金属、准金属、非金属

周期	IA (1)	IIA (2)	IIIB (3)	IVB (4)	VB (5)	VIB (6)	VIIB (7)	VIII (8)	VIII (9)	VIII (10)	IB (11)	IIB (12)	IIIA (13)	IVA (14)	VA (15)	VIA (16)	VIIA (17)	0 (18)
1	1 H 氢 1.00794(7)																	2 He 氦 4.002602(2)
2	3 Li 锂 6.941(2)	4 Be 铍 9.012182(3)											5 B 硼 10.811(7)	6 C 碳 12.0107(8)	7 N 氮 14.0067(2)	8 O 氧 15.9994(3)	9 F 氟 18.9984032(5)	10 Ne 氖 20.1797(6)
3	11 Na 钠 22.98976928(2)	12 Mg 镁 24.3050(6)											13 Al 铝 26.9815386(8)	14 Si 硅 28.0855(3)	15 P 磷 30.973762(2)	16 S 硫 32.065(5)	17 Cl 氯 35.453(2)	18 Ar 氩 39.948(1)
4	19 K 钾 39.0983(1)	20 Ca 钙 40.078(4)	21 Sc 钪 44.955912(6)	22 Ti 钛 47.867(1)	23 V 钒 50.9415(1)	24 Cr 铬 51.9961(6)	25 Mn 锰 54.938045(5)	26 Fe 铁 55.845(2)	27 Co 钴 58.933195(5)	28 Ni 镍 58.6934(4)	29 Cu 铜 63.546(3)	30 Zn 锌 65.409(4)	31 Ga 镓 69.723(1)	32 Ge 锗 72.64(1)	33 As 砷 74.92160(2)	34 Se 硒 78.96(3)	35 Br 溴 79.904(1)	36 Kr 氪 83.798(2)
5	37 Rb 铷 85.4678(3)	38 Sr 锶 87.62(1)	39 Y 钇 88.90585(2)	40 Zr 锆 91.224(2)	41 Nb 铌 92.90638(2)	42 Mo 钼 95.96(2)	43 Tc 锝 (97.9072)	44 Ru 钌 101.07(2)	45 Rh 铑 102.90550(2)	46 Pd 钯 106.42(1)	47 Ag 银 107.8682(2)	48 Cd 镉 112.411(8)	49 In 铟 114.818(3)	50 Sn 锡 118.710(7)	51 Sb 锑 121.760(1)	52 Te 碲 127.60(3)	53 I 碘 126.90447(3)	54 Xe 氙 131.293(6)
6	55 Cs 铯 132.9054519(2)	56 Ba 钡 137.327(7)	57 La 镧 138.90547(7)	72 Hf 铪 178.49(2)	73 Ta 钽 180.94788(2)	74 W 钨 183.84(1)	75 Re 铼 186.207(1)	76 Os 锇 190.23(3)	77 Ir 铱 192.217(3)	78 Pt 铂 195.084(9)	79 Au 金 196.966569(5)	80 Hg 汞 200.59(2)	81 Tl 铊 204.3833(2)	82 Pb 铅 207.2(1)	83 Bi 铋 208.98040(1)	84 Po 钋 (208.9824)	85 At 砹 (209.9871)	86 Rn 氡 (222.0176)
7	87 Fr 钫 (223.0197)	88 Ra 镭 (226.0254)	89 Ac 锕 (227.0277)	104 Rf 𬬻 (261.1088)	105 Db 𬭊 (262.1141)	106 Sg 𬭳 (266.1219)	107 Bh 𬭛 (264.12)	108 Hs 𬭶 (267)	109 Mt 𫓧* (268.1388)	110 Ds 𫟼* (271)	111 Rg 𬬭* (272.1535)	112 Uub* (285)		114 Uuq* (289)		116 Uuh* (293)		

镧系

58 Ce 铈 140.116(1)	59 Pr 镨 140.90765(2)	60 Nd 钕 144.242(3)	61 Pm 钷 (144.9127)	62 Sm 钐 150.36(2)	63 Eu 铕 151.964(1)	64 Gd 钆 157.25(3)	65 Tb 铽 158.92535(2)	66 Dy 镝 162.500(1)	67 Ho 钬 164.93032(2)	68 Er 铒 167.259(3)	69 Tm 铥 168.93421(2)	70 Yb 镱 173.04(3)	71 Lu 镥 174.967(1)

锕系

90 Th 钍 232.03806(2)	91 Pa 镤 231.03588(2)	92 U 铀 238.02891(3)	93 Np 镎 (237.0482)	94 Pu 钚 (244.0642)	95 Am 镅 (243.0614)	96 Cm 锔 (247.0704)	97 Bk 锫 (247.0703)	98 Cf 锎 (251.0796)	99 Es 锿 (252.0830)	100 Fm 镄 (257.0951)	101 Md 钔 (258.0984)	102 No 锘 (259.1010)	103 Lr 铹 (262.1097)

电子层：K L M N O P Q